W0293620

Dr. Vinod Verma

Demenz-Prävention

aus der Tradition des Ayurveda

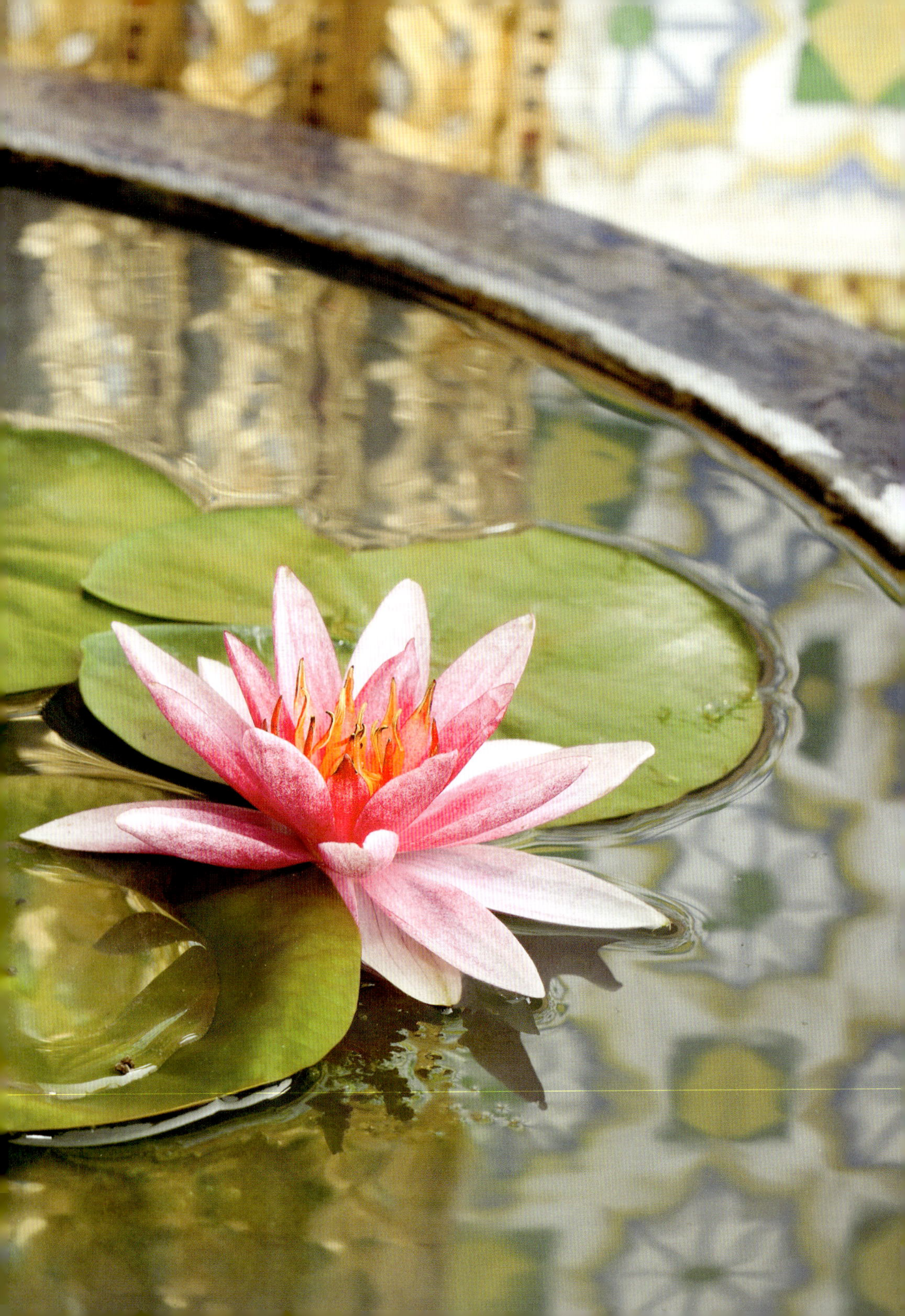

Dr. Vinod Verma

Demenz-Prävention aus der Tradition des Ayurveda

Aus dem Englischen von
Michael Wallossek

nymphenburger

Dieses Buch wurde für gesunde Menschen geschrieben. Es soll Sie dabei unterstützen, ein Leben in Einklang mit der kosmischen Ordnung zu führen und auf diese Weise einer bislang unheilbaren Erkrankung wie der Demenz vorzubeugen. Weder soll das hier vorgelegte Material als Ersatz für eine ärztliche Betreuung noch der Therapie *nach* Eintreten einer solchen Erkrankung dienen. Darauf sich richtende Ansprüche wird weder die Autorin noch der Verlag anerkennen. Das Buch möchte seinen Leserinnen und Lesern lediglich grundlegende Informationen zum Thema Demenz zur Verfügung stellen und Möglichkeiten aufzeigen, einer dahingehenden Erkrankung durch gesunde Lebensführung vorzubeugen.

Jede kommerzielle Nutzung der hier vorgestellten therapeutischen Maßnahmen bedarf der schriftlichen Einwilligung seitens der Autorin. Im Fall einer Missachtung dieser Auflage behält die Autorin sich entsprechende rechtliche Schritte vor.

MIX
Papier aus verantwortungsvollen Quellen
FSC® C084279
www.fsc.org

© für die deutschsprachigen Rechte nymphenburger
in der F. A. Herbig Verlagsbuchhandlung GmbH, München, 2012.
Alle Rechte vorbehalten.
Umschlag: www.atelier-sanna.com
Umschlagfoto: getty-images, München
Bilder innen: shutterstock-images
Zeichnungen: Mascha Greune, München
Satz: EDV-Fotosatz Huber/Verlagsservice G. Pfeifer, Germering
Gesetzt aus 10,25 pt/14 pt MetaPlusNormal
Druck und Binden: Finidr s.r.o.
Printed in the EU
ISBN 978-3-485-01393-2

www.nymphenburger-verlag.de
www.ayurvedavv.com

INHALT

EINFÜHRUNG

Herzbeschwerden, Bluthochdruck, Rückenschmerzen, mentale Probleme, Diabetes, Hirnblutungen und ähnliche Erkrankungen verzeichnen heutzutage auf unserem Planeten alarmierend hohe Zuwachsraten. Die weltweit am stärksten in Erscheinung tretende und am unkontrollierbarsten sich ausbreitende mentale Störung ist die Demenz: Sie ist gekennzeichnet durch einen allmählich fortschreitenden, mit kognitiven, funktionalen und emotionalen Problemen einhergehenden Gedächtnisverlust – das Resultat diverser Funktionsstörungen im Gehirn. Allein in Deutschland leiden rund 1,2 Millionen Menschen an Demenz. Daten der Weltgesundheitsorganisation (WHO) zeigen, dass weltweit alle vier Sekunden ein neuer Fall von Demenz auftritt – das sind 7,7 Millionen Neuerkrankungen pro Jahr. Laut Dr. Peter Piot, einem Experten für Fragen der Gesundheit im globalen Kontext, ist Demenz eine »tickende Zeitbombe«. Die Anzahl der Menschen weltweit, die mit dieser Krankheit leben, wird aktuell auf 35,6 Millionen geschätzt. Diese Zahl wird sich bis 2030 verdoppeln und bis 2050 mehr als verdreifachen.

In den fortgeschrittenen Stadien führt die Erkrankung zu derart starken Einschränkungen und Behinderungen, dass Betroffene emotional wie auch körperlich auf Betreuung und Pflege angewiesen sind. Wenn aber in weniger als zwei Jahrzehnten Menschen in derart großer Zahl an dieser Krankheit leiden werden, wer soll dann all diese Menschen versorgen? Mit anderen Worten: Es ist allerhöchste Zeit, dass wir uns der Aufgabe stellen, mit vorbeugenden Maßnahmen der Demenz entgegenzuwirken. Umso mehr, weil hier praktisch keine Therapie zur Verfügung steht, obwohl sich darauf gegenwärtig die größten Anstrengungen richten und in die Entwicklung einer solchen die meisten Forschungsgelder fließen. Einer möglichen Prävention wird dort hingegen kaum Beachtung geschenkt. Dieses Buch wurde mit der Zielsetzung geschrieben, der Demenz durch persönliches Bemühen und durch allerlei individuell ergriffene Maßnahmen vorzubeugen, *ehe* sich eine entsprechende Problematik abzeichnet. Gerade weil wir es hier mit einer Gesundheitsstörung zu tun haben, die in den meisten Fällen erst mit fortschreitendem Alter zum Vorschein kommt, sollten wir ihr bereits in jüngeren Jahren präventiv entgegenwirken.

Indiens uralte, aus den Veden stammende medizinische Weisheit legt großen Wert darauf, Erkrankungen vorzubeugen. Im Ayurveda geht es zu über 85 Prozent darum, dem Alterungsprozess durch gesunde Lebensführung, Krankheitsprävention und körperliche Regenerierung entgegenzuwirken. Im Vordergrund steht dabei, dass wir uns den nötigen Raum geben und uns die nötige Zeit lassen, ein Leben in Ruhe und innerem Frieden führen zu können. Neben der Einnahme diverser regenerierend wirkender Mittel werden verschiedene Aktivitäten zur Stärkung jedes einzelnen Körperteils verordnet, um so Erkrankungen vorzubeugen, die mit altersbedingten Verschleißerscheinungen in Zusammenhang stehen oder durch unser Fehlverhalten hervorgerufen werden. Solch ein Fehlverhalten lässt sich darauf zurückführen, dass es uns an ganzheitlichem Grundlagenwissen über unseren Körper und seine Beziehung zum Kosmos fehlt.

Insbesondere für diejenigen Dinge im Leben, die zu Demenz führen, soll dieses Buch Ihr Bewusstsein schärfen. Und es soll Sie mit Mitteln und Methoden bekannt machen, mit denen Sie solche Dinge korrigieren beziehungsweise sie vermeiden und somit dieser furchtbaren Erkrankung vorbeugen können.

Jede/r von uns sollte sich die Frage stellen, worauf es zurückzuführen ist, dass wir in pandemischen Ausmaßen senil werden. Warum ist es nicht vor einigen Generationen dazu gekommen? Wo sind wir vom Weg abgeirrt?

Dieses Buch soll Ihr Bewusstsein für die diversen Risikofaktoren schärfen, die zu der Erkrankung führen, und Ihnen Möglichkeiten eröffnen, der altersbezogenen Senilität vorzubeugen.

Je größer die Anzahl dieser Faktoren in Ihrem Leben, desto wahrscheinlicher wird eine Demenzerkrankung. Die jeweiligen Risikofaktoren werden hier ebenso erläutert wie Ihre Möglichkeiten, diese Faktoren zu beseitigen. Eine richtige Lebensführung zu erlernen beinhaltet nicht zuletzt, dass wir uns mit dem Weisheitswissen über das Leben vertraut machen. An entsprechender Stelle werden Sie Hinweise auf meine anderen Bücher finden, die Ihnen weiterführende Informationen zu verschiedenen Facetten des Ayurveda geben. Indem Sie sich die in diesem Buch empfohlenen Vorbeugungsmaßnahmen gegen Demenz zu eigen machen, werden Sie zugleich die persönliche Lebensqualität steigern und einen Zuwachs an Energie feststellen können.

Vinod Verma
www.ayurvedavv.com
ayurvedavv@yahoo.com

1.
Demenz und ihre Ursachen aus Sicht der modernen Naturwissenschaft und Medizin

Das aus dem Lateinischen stammende Wort Demenz bedeutet »Schwachsinn« oder »Geistlosigkeit« – *de* heißt »ohne«, *mens* beziehungsweise *ment* heißt »Geist«. In dem medizinischen Kontext, mit dem wir uns in diesem Kapitel befassen, meint Demenz die Einbuße der kognitiven Geistesfunktionen. Anzeichen dafür sind ein allmählich fortschreitender Verlust des Erinnerungsvermögens und der Fähigkeit, Gedanken und Handlungen zu koordinieren.

Demenz ist nicht die Bezeichnung für eine bestimmte Krankheit, sondern das Resultat unterschiedlicher Beschwerden, die zu einer Beeinträchtigung der Geistesfunktionen führen und schließlich den Verlust des Erinnerungs- und Erkenntnisvermögens zur Folge haben. Im Alltagssprachgebrauch redet man statt von Demenz auch von einer durch den Alterungsprozess bedingten Senilität.

Hier die vier primären Erkrankungen, die zu Demenz führen:

- **Demenz infolge der Alzheimerkrankheit:** Um die Gehirnzellen herum beginnen sich kleine Proteinklumpen zu bilden. Diese beeinträchtigen die normale Gehirnfunktion, was schließlich zu Demenz führt. Diese Erkrankung ist die weltweit vorherrschende Ursache für Demenz.
- **Vaskulär bedingte Demenz:** Hervorgerufen wird sie durch Blutzirkulationsprobleme. Teile des Gehirns werden nicht ausreichend mit Blut und Sauerstoff versorgt, wodurch es zu einer Beeinträchtigung der normalen Hirnfunktionen kommt.
- **Demenz aufgrund von Lewy-Körpern:** Ursache ist die Entstehung von krankhaften Proteinstrukturen im Gehirn, die man als Lewy-Körper, oder Lewy-Körperchen, bezeichnet.

- **Frontotemporale Demenz:** Der Stirnlappen *(Lobus frontalis)* und der Schläfenlappen *(Lobus temporalis)* im Gehirn beginnen zu schrumpfen und verursachen dadurch Demenz.

Neben diesen vier Hauptursachen für Demenz führt auch jeder andere pathologische Prozess, in dessen Verlauf die Gehirnzellen auf die eine oder andere Weise geschädigt beziehungsweise beeinträchtigt werden, zu Demenz. Ausgangspunkt kann zum Beispiel eine Erkrankung wie Aids sein, eine Einschränkung der Blutzirkulation (Arteriosklerose), hoher Blutdruck (Hypertonie), gewisse durch ein Virus oder durch Parasiten hervorgerufene Infektionen des Gehirns, permanente Anspannung beziehungsweise ein nicht nachlassender Druck auf der mentalen Ebene und dergleichen mehr.
Zusammenfassend kann man also sagen

Demenz lässt sich auf eine Deformation, eine Schädigung oder das Absterben von Nervenzellen im Gehirn zurückführen. Die Gründe dafür können unterschiedlicher Natur sein.

DEMENZ-SYMPTOME

Demenz ist ein mit dem fortschreitenden Verfall des Gehirns und seiner Fähigkeiten verbundenes Syndrom (eine Reihe miteinander in Zusammenhang stehender Symptome). Unter anderem können hier folgende Anzeichen auftreten:

- mangelnde Folgerichtigkeit des Denkens
- allmählicher Gedächtnisschwund
- Wortfindungsschwierigkeiten und wirres Sprechen
- nachlassendes Verständnis einfacher Dinge
- fehlerhafte Koordination und Beurteilung

An Demenz leidenden Menschen kann es Schwierigkeiten bereiten, ihre Emotionen zu steuern und diese in zwischenmenschlichen Situationen zu kontrollieren. Das kann zu unangemessenem Verhalten im Umgang mit anderen Menschen führen. Andere nehmen bei ihnen Veränderungen diverser Persönlichkeitsaspekte wahr, die auf die eben genannten Gründe zurückgehen. Unter Umständen sehen oder hören

die an Demenz Leidenden Dinge, die ihre Mitmenschen nicht sehen und hören, oder sie sind von etwas überzeugt, das so nicht zutrifft. Von Demenz betroffene Menschen sind in der Regel auf die Hilfe von Freunden oder Verwandten angewiesen, selbst dabei, einfache Entscheidungen zu treffen.
Die Entwicklung der Anzeichen schreitet gewöhnlich langsam voran. In erster Linie zeichnen sich drei Symptomgruppen ab:

- **kognitive Probleme:** Verstehen, Erinnern, Denken, Rechnen, das Erlernen von etwas Neuem, Sprechen und eine Einschätzung beziehungsweise Beurteilung der Dinge fällt den Betroffenen immer schwerer.
- **funktionale Probleme:** Die Erledigung komplexer Aufgaben bereitet zunehmend Schwierigkeiten. Den Grundanforderungen des Alltags gerecht zu werden – sich waschen und ankleiden beispielsweise – wird mit der Zeit immer schwieriger.
- **emotionale Probleme:** Die Stimmung kann schnell umschlagen, möglicherweise hat der Patient sich emotional nicht mehr unter Kontrolle, unterlässt es, Dinge zu tun, die ihm oder ihr stets viel bedeutet haben, und trifft sich nicht länger mit anderen Menschen.

Mit zunehmendem Alter können diese Symptome sich derart verschärfen, dass die Patienten beispielsweise nicht mehr wissen, wer sie sind, oder dass sie vergessen, ihren natürlichen Bedürfnissen wie Hunger, Durst oder dem Gang zur Toilette Rechnung zu tragen. Manchmal erinnert der Betroffene sich nicht mehr, ob er bereits gegessen hat, und beginnt erneut zu essen. In den letzten Stadien der Erkrankung ist der Patient so stark behindert, dass sie oder er rund um die Uhr betreut und versorgt werden muss.

DEMENZ-STATISTIKEN AUS DEUTSCHLAND[1]

- Derzeit sind in Deutschland 1,2 Millionen Menschen von Demenz betroffen (70 Prozent Frauen, 30 Prozent Männer).
- Nach Einschätzung von Experten wird die Zahl der Demenz-Fälle bis 2030 auf rund 2,5 Millionen ansteigen. Jahr für Jahr wird die Anzahl der Patienten noch weiter zunehmen.

- Alljährlich werden rund 200 000 neue Fälle von Demenz diagnostiziert.
- In der Altersgruppe der 65- bis 69-jährigen ist jede/r Zwanzigste von Demenz betroffen. Bei den 80- bis 90-jährigen leidet jede/r Dritte an dieser Erkrankung.
- Die Behandlungskosten für einen von der Alzheimer-Demenz betroffenen Menschen belaufen sich auf durchschnittlich 43 767 Euro im Jahr. Aufgebracht werden diese Kosten zu 2,5 Prozent von der gesetzlichen Krankenversicherung, zu 29,6 Prozent von der gesetzlichen Pflegeversicherung und zu 67,9 Prozent von der Familie des Erkrankten.

»Unter den mentalen Erkrankungen und Verhaltensstörungen findet man weltweit vier der zehn Hauptursachen für Behinderung. Schätzungen zufolge machen sie zwölf Prozent der gesundheitlichen Gesamtbelastung aus (WHO, 2001). Europäische und nordamerikanische Studien zeigen, dass rund ein Viertel der über 65-jährigen Bevölkerung an mentalen Gesundheitsproblemen leidet. Etwa sechs bis zehn Prozent haben eine schwere Demenz und schwere funktionale Beeinträchtigungen.«[2] Weiterhin wird in derselben Studie angeführt, dass die Anzahl der an Demenz leidenden Menschen in Deutschland auf eine Million geschätzt wird und diese Zahl mit jedem Jahr größer wird.

Einer anderen, vom Londoner Kings College erstellten Schätzung zufolge werden auf dem gesamten Planeten bis 2050 rund 115 Millionen Menschen an Demenz leiden.

Nachfolgend Daten aus einer wissenschaftlichen Abhandlung, die Mitarbeiter der amerikanischen National Institutes of Health in der Zeitschrift *Lancet* veröffentlicht haben:

»Belegmaterial aus sorgfältig vorbereiteten epidemiologischen Repräsentativstudien ist für viele Regionen nur spärlich vorhanden. Wir schätzen, dass heute 24,3 Millionen Menschen Demenz haben und jährlich vier bis sechs Millionen Neuerkrankungen hinzukommen (alle 7 Sekunden ein neuer Fall). Die Anzahl der Betroffenen wird sich alle 20 Jahre verdoppeln – auf 81,1 Millionen bis 2040. Die meisten Menschen mit Demenz leben in Entwicklungsländern (60 Prozent im Jahr 2001; bis 2040 wird ihr Anteil auf

71 Prozent ansteigen). Die Zuwachsraten sind ungleich verteilt. Prognosen zufolge werden die Fallzahlen in den Industrienationen zwischen 2001 und 2040 um 100 Prozent steigen – in Indien und China sowie ihren südasiatischen und westpazifischen Nachbarländern jedoch um über 300 Prozent.«[3] Die eben genannten Daten können allerdings in die Irre führen, da sie sich auf absolute Zahlen, nicht jedoch auf den prozentualen Anteil der Erkrankungen an der jeweiligen Gesamtbevölkerung beziehen. Die Autoren zeigen, dass die Patientenzahlen in den sogenannten Entwicklungsländern oder in dicht bevölkerten Ländern wie Indien und China stärker ansteigen. Betrachtet man den prozentualen Bevölkerungsanteil, sind die Patientenzahlen in den reichen Ländern Europas und Amerikas oder in Australien allerdings höher als in China, anderen asiatischen Ländern oder in Afrika. Industrienationen mit einem hohen Lebensstandard sind also besonders stark betroffen.

BEHANDLUNG

Für Demenz beziehungsweise für die zu Demenz führenden Grunderkrankungen gibt es bislang keine Therapie. Man weiß aber, dass einige Medikamente den degenerativen Prozess aufhalten. Acetylcholinesterase-Hemmer können das Voranschreiten der Alzheimer-Demenz und der Lewy-Körper-Demenz verlangsamen. Außerdem kann ein pharmazeutischer Wirkstoff namens Memantine, ein Glutamat-Blocker, Gehirnzellen vor Schädigungen schützen. Bei der vaskulären Demenz, unter Umständen auch bei Alzheimer, können weitere Wirkstoffe zur Verbesserung der Blutzirkulation eingesetzt werden, um die Schädigung von Gehirnzellen zu verringern.

2.
Demenz in ganzheitlicher Betrachtung

Lassen Sie uns zunächst versuchen, zu einem ganzheitlichen Verständnis der Hauptursachen von Demenz aus Sicht des von alters her überlieferten vedischen Medizinsystems zu gelangen. Ausgangspunkt für die schriftliche Überlieferung der vedischen Medizin war der letzte, also der vierte Veda: der *Atharva Veda*, dessen Alter auf 5000 Jahre geschätzt wird. Etwa um 1000 v. Chr., die medizinischen Kenntnisse waren inzwischen weitergehend verfeinert worden, hat man diesen Wissensschatz in Form eines fünften Veda – des Ayurveda – zusammengefasst. Ayurveda ist in der Tat das älteste Medizinsystem der Welt: der Ursprung, das »Muttersystem« aller existierenden Systeme. Gemäß dieser uralten ganzheitlichen Wissenschaft vom Leben funktioniert das gesamte Universum nach denselben Grundprinzipien. Sämtliche Lebewesen (*Chetan*) und leblosen Dinge (*Jadda*) bestehen aus den fünf Grundelementen: Äther, Luft, Feuer, Wasser und Erde. Im Unterschied zu Jadda formiert Chetan ein eigenständiges System (ein kleineres System innerhalb des größeren kosmischen Systems). Demgegenüber ist Jadda Bestandteil des größeren kosmischen Systems. Das Gleichgewicht der fünf Elemente im Kosmos spricht für Harmonie, ihr Ungleichgewicht führt zu Katastrophen. Chetan haben einen eigenständigen Mikrokosmos. Die fünf Elemente bilden in diesem Mikrokosmos die drei für den Funktionsablauf innerhalb des Systems zuständigen Grundenergien. Beim Menschen übernehmen diese drei Grundenergien (*Doshas*) sämtliche Funktionen von Körper und Geist. Durch bewusstes Bemühen – indem man die richtige Nahrung zu sich nimmt, den Bedingungen von Raum und Zeit entsprechend lebt, richtig atmet, in ausreichendem Maß für körperliche Bewegung sorgt und in Einklang mit den Rhythmen der Natur lebt – sollten die drei Energien in einem Gleichgewicht gehalten werden. Ein Ungleichgewicht, das im Allgemeinen auf eine widernatürliche Lebensweise zurückgeht, führt zu einem verschlechterten Gesundheitszustand und zu leidvollen Erfahrungen.

DER KÖRPER, DER GEIST UND DIE SINNE

Da wir uns im vorliegenden Kontext mit einem geistigen Gebrechen befassen, möchte ich gern darlegen, wie Körper, Geist und Selbst in dieser ganzheitlichen Überlieferung verstanden werden. Der physische Körper umfasst fünf Sinne und den Geist. Der Geist wird als der Sinneskoordinator aufgefasst – genauer gesagt als der sechste, überlegene Sinn. Ohne den Geist, sein Koordinationsvermögen und seine Unterscheidungsfähigkeit (*Buddhi*, der Intellekt) versagen die Sinne und können ihrer Aufgabe nicht gerecht werden. Über den Sinnen und dem Geist aber gibt es jene unsichtbare Energie (Seele), die der Daseinsgrund und das wahre Selbst eines Individuums ist. Diese philosophische Sicht unserer Existenz unterscheidet sich von der seit dem 17. Jahrhundert im Westen vorherrschenden Auffassung, der zufolge im Allgemeinen der Geist als das »Selbst« eines Individuums betrachtet wird. Gemäß dieser Auffassung ist er das Höchste im Menschen.

Im Sinn der vedischen Überlieferung steht die Seele, um diese Vorstellungen in einfache Worte zu fassen, für die Kontinuität eines Menschen, da der Tod sie keineswegs zunichtemacht. Die Seele ist schiere Energie und als solche weder von materieller Beschaffenheit noch dem Reich der Sinne zugehörig. Mit anderen Worten: Man kann sie weder anfassen noch sehen oder fühlen. Allerdings ist diese Energie das Lebenselement des Geistes und der übrigen fünf Sinne, die das physische Dasein eines Menschen ausmachen, und findet ebenso im physischen Dasein ihren Ausdruck.

Mit den ayurvedischen Prinzipien wird der eine oder die andere von Ihnen vielleicht nicht recht vertraut sein.

Deshalb nachfolgend nun ein paar Informationen über die wesentlichen Merkmale der drei Körperenergien.

DIE DYNAMIK DES KÖRPERS

In der Natur herrscht ein Gleichförmigkeitsprinzip: Alles Existierende besteht aus fünf Elementen. Die fünf Elemente im Kosmos sind dynamisch, wohlkoordiniert und bilden ein harmonisches System. Tag für Tag beschert die Sonne uns Wärme und Licht. Bei Nacht verschönern Sterne und wechselnde Mondphasen die Dunkelheit. Es gibt Wolken, Regen und Schnee. Und die Flüsse strömen ihrem Ziel entgegen. Durch das dynamische Zusammenspiel der fünf Elemente bedingt beginnen Samen zu keimen und verlieren Bäume ihre Blätter, um anschließend neue zu bekommen. Das aus der Pflanzen- und Tierwelt hervorgehende Leben vergeht und neues Leben entsteht. Nicht einen einzigen Augenblick herrscht in diesem dynamischen Kosmos Stillstand. Veränderung und Wandel sind andere Namen für Zeit. Nichts geht verloren. Unablässig vollzieht sich eine Transformation.

Ein individuelles Lebenssystem ist ebenfalls perfekt und dynamisch – wie der Kosmos. Es ist ein Bestandteil des Kosmos und besteht gleichermaßen aus den fünf Grundelementen. In einem lebendigen System sind die fünf Elemente allerdings in Form der drei Energien, der Doshas, gegenwärtig, um alle Aufgaben innerhalb des betreffenden Systems erfüllen zu können. Um allen geistigen und physischen Körperfunktionen gerecht zu werden, stimmen die drei Energien sich aufeinander ab und bilden so ein perfektes System. Der Körper verfügt über weitere kleinere Systeme oder Organismen, die ihre jeweiligen Aufgaben übernehmen. Auch diese Funktionen werden durch die drei Energien koordiniert. In der ayurvedischen Terminologie werden die drei Energien Vata, Pitta und Kapha genannt. Jede von ihnen hat spezielle Aufgaben, die durch die besonderen Eigenheiten derjenigen Elemente gekennzeichnet sind, auf welche die jeweilige Energie zurückgeht.

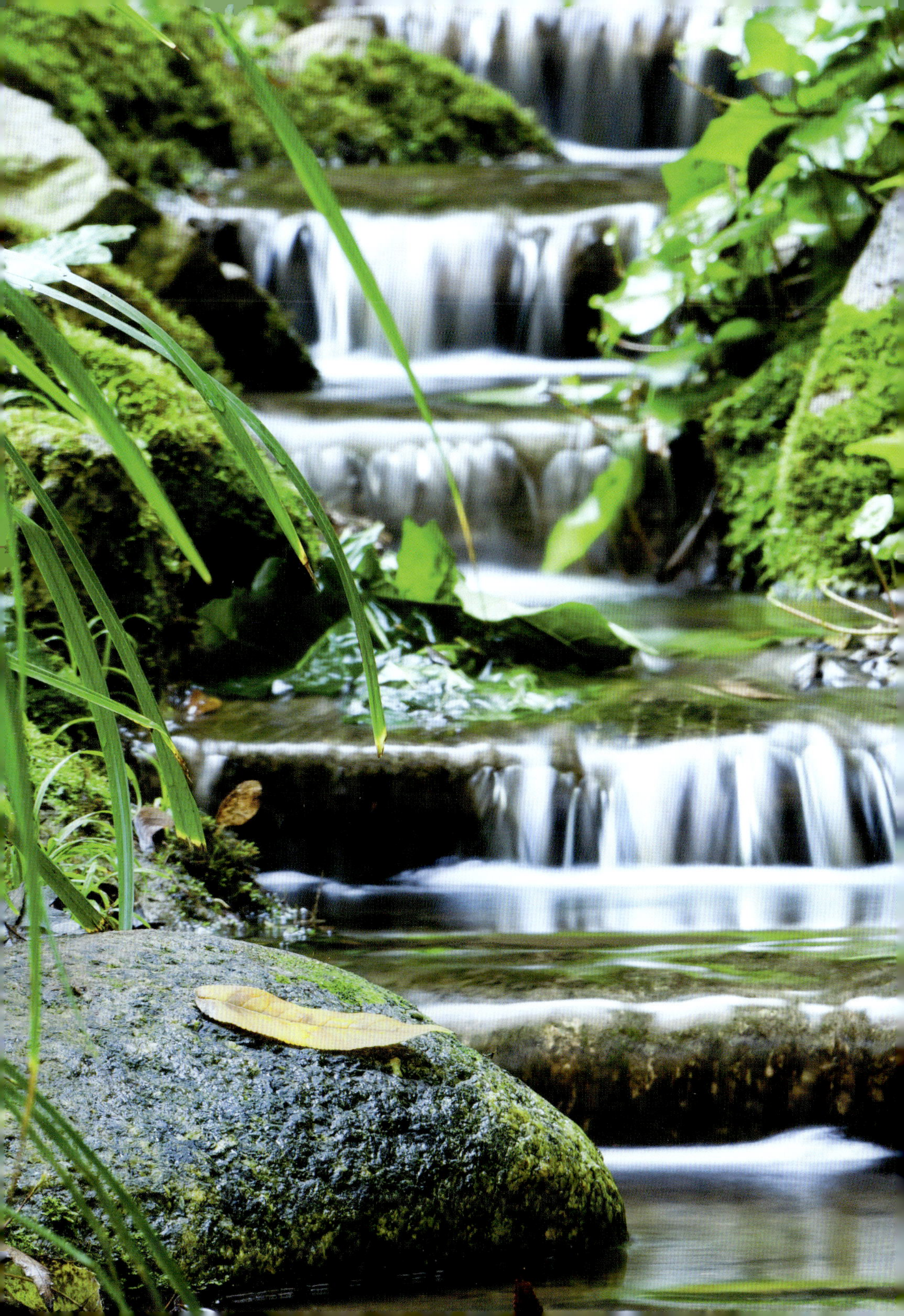

DIE DYNAMIK DER DREI ENERGIEN (DOSHAS): VATA, PITTA UND KAPHA

Vata besteht aus den Elementen Äther und Luft, auch seine Funktionen beziehen sich auf diese beiden Elemente. Äther beziehungsweise Raum ist allgegenwärtig und Luft ist beweglich. Vata übernimmt also die auf Bewegung wie auch auf Raum bezogenen Aufgaben.

Vata **ist für die gesamten körperlichen Bewegungsabläufe zuständig, für die Blutzirkulation, die Atmung, die Ausscheidung, die das Gehirn und die Nerven betreffenden Funktionen, das Sprechen, die Empfindungen, Berührung, Gehör, Gefühle wie Angst, Besorgnis, Trauer, Begeisterung und dergleichen, natürliche Triebe, den Geschlechtsakt, die Formgebung eines Fötus und für das Gedächtnis.**

Feuer bildet die Pitta-Energie des Körpers, weshalb Pitta das Feuer im Körper (*Agni*) ist. Verwenden wir im Ayurveda das Wort Agni, dann bezieht es sich auf alles, was mit Verdauung und Stoffwechsel zu tun hat. Im ayurvedischen Sprachgebrauch ist Agni Bestandteil von Pitta. Aber Pitta erfüllt noch einige weitere Funktionen:

Pitta **ist zuständig für das Sehvermögen, für Hunger, Durst, die Wärmeregulation, für Geschmeidigkeit, Glanz, Fröhlichkeit, den Intellekt, geistige Klarheit und sexuelle Energie.**

Kapha macht den festen Teil des Körpers aus und ist für die Bildung neuer Zellen zuständig. Auch wenn wir erwachsen sind, benötigt unser Körper unablässig neue Zellen. Im Körper müssen verschiedene Sekrete gebildet werden und die Schleimhaut des Verdauungssystems und diejenige der Gebärmutter erneuern sich permanent.

Kapha **bildet die gesamte Feststruktur des Körpers und ist dafür zuständig, verschiedene Organe im Körper miteinander zu verbinden. Es verleiht dem Körper Stabilität und Gewicht, ist zuständig für sexuelle Potenz, Kraft, Geduld und Zurückhaltung.**

Aufgrund von äußeren Einflüssen – von kosmischen Veränderungen zum Beispiel, von unterschiedlichen Lebenssituationen, geografischen Bedingungen oder der Zeit (im Sinn von Tageszeit, Jahreszeit und dem eigenen Lebensalter) – verändert sich die Balance dieser Energien zwar unentwegt, normalisiert sich aber von Natur aus wieder. Wenn Menschen widernatürlich handeln, einen abwegigen beziehungsweise negativen Gebrauch von ihren Sinnesorganen machen, sich falsch ernähren und entgegen dem Rhythmus der Natur leben, leiden sie unter dem Ungleichgewicht der Grundenergien. Eine Unausgeglichenheit einer oder mehrerer Energien bewirkt eine funktionale Störung innerhalb des Körpersystems. Schenkt man dieser keine Beachtung, wird sie chronisch und zum Ausgangspunkt von diversen mit der Unausgeglichenheit dieser speziellen Energie zusammenhängenden Gesundheitsstörungen. Den Bedingungen von Raum und Zeit entsprechend in Einklang mit der Natur zu leben und alles zu tun, um das grundlegende Gleichgewicht des Körpers zu wahren und damit Erkrankungen vorzubeugen, ist die oberste Pflicht des Menschen (*Svadharma*). Durch das Einnehmen von regenerierend wirkenden Substanzen (*Rasayanas*) sollte man den Körper stärken, um sein Leben bis ins hohe Alter von einem möglichst günstigen Energieniveau aus führen zu können. Sein geistiges Gleichgewicht zu wahren, mit einem Gefühl der Zufriedenheit (*Santosha*) zu leben und mittels yogischer Methoden Geistesruhe (*Sattva*) zu erlangen ist ebenso wichtig.

VORBEUGUNG GEGEN MENTALE STÖRUNGEN UND IHRE BEHANDLUNG IM AYURVEDA

Damit Sie die Demenz-Prävention und die in diesem Buch dargelegten Methoden besser verstehen können, möchte ich Ihnen gern in einigen Grundzügen erläutern, mit welcher Therapie im Ayurveda Leiden im Bereich des Kopfes behandelt werden (mentale und das Gehirn betreffende Störungen, Nebenhöhlenentzündungen, die Schwäche oder Erkrankung eines Sinnesorgans, Haarausfall, das Ergrauen der Haare und so weiter).

- Man nimmt eine Behandlung mit hirn- und nervenstärkenden Arzneimitteln vor, mit Brahmi zum Beispiel, mit Aindri, Jyotishmati, Langpfeffer und so weiter. Mit diesen Wirkstoffen werden verschiedene Rasayanas zubereitet und oral verabreicht. Außerdem werden unter Verwendung dieser Wirkstoffe diverse medizinische Öle für äußerliche Anwendungen wie Massagen, *Shirobasti* oder *Shirodhara* (siehe 3. in diesem Kapitel) zubereitet.

- Über den Nasengang erfolgt mithilfe von speziellen medizinischen Ölen oder Pflanzenpulvern eine *Nasya-*Behandlung. Diese ist Bestandteil von *Panchakarma*, den fünf Reinigungspraktiken. Die Nase wird als Zugangspforte zum Kopf angesehen. Die über den Nasengang verabreichten medizinischen Behandlungen öffnen die Kanäle im Kopf, verbessern die Sauerstoffzufuhr und infolgedessen die Gehirnfunktion. Verschiedene Gerüche spielen in der Therapie ebenfalls eine wichtige Rolle. Die heutzutage so beliebte Aromatherapie hat sich aus dem ayurvedischen Wissensschatz entwickelt. Zur Behandlung mentaler Leiden verbrennt man im Ayurveda verschiedene Kräuter und inhaliert ihren Rauch (*Dhooni*).
- Die dritte Grundtherapie ist die erhöhte Flüssigkeitszufuhr im Kopfbereich durch medizinische Öle. Diese enthalten Kräuter, die eine regenerierende Wirkung auf das Gehirn ausüben. Eine spezielle Kopfmassage mit Öl wird *Champi* genannt (darauf geht übrigens das Wort »Shampoo« zurück). Eine Technik, um viel Öl in der Mitte der Kopfhaut zu halten, heißt Shirobasti. Eine weitere, als Shirodhara bezeichnete Technik ist in Kerala entwickelt worden: Man gießt medizinisches Öl auf die Stirn und lässt es rückwärtig auf die gesamte Kopfhaut fließen. Im Westen erfreut sich diese Methode großer Beliebtheit, da sie den stressgeplagten Menschen unserer Tage zu tiefer Entspannung verhilft.

Die fünffache Reinigungspraxis des Ayurveda wie auch die Fett-Therapie[1] und die Massage stärken den Körper und bewahren uns vor Krankheiten und Gebrechen. Ihre Anwendung ist zweimal im Jahr, und zwar zur Zeit der großen jahreszeitlichen Veränderungen (auf der Nordhalbkugel im Oktober und im März), zu empfehlen.[2]

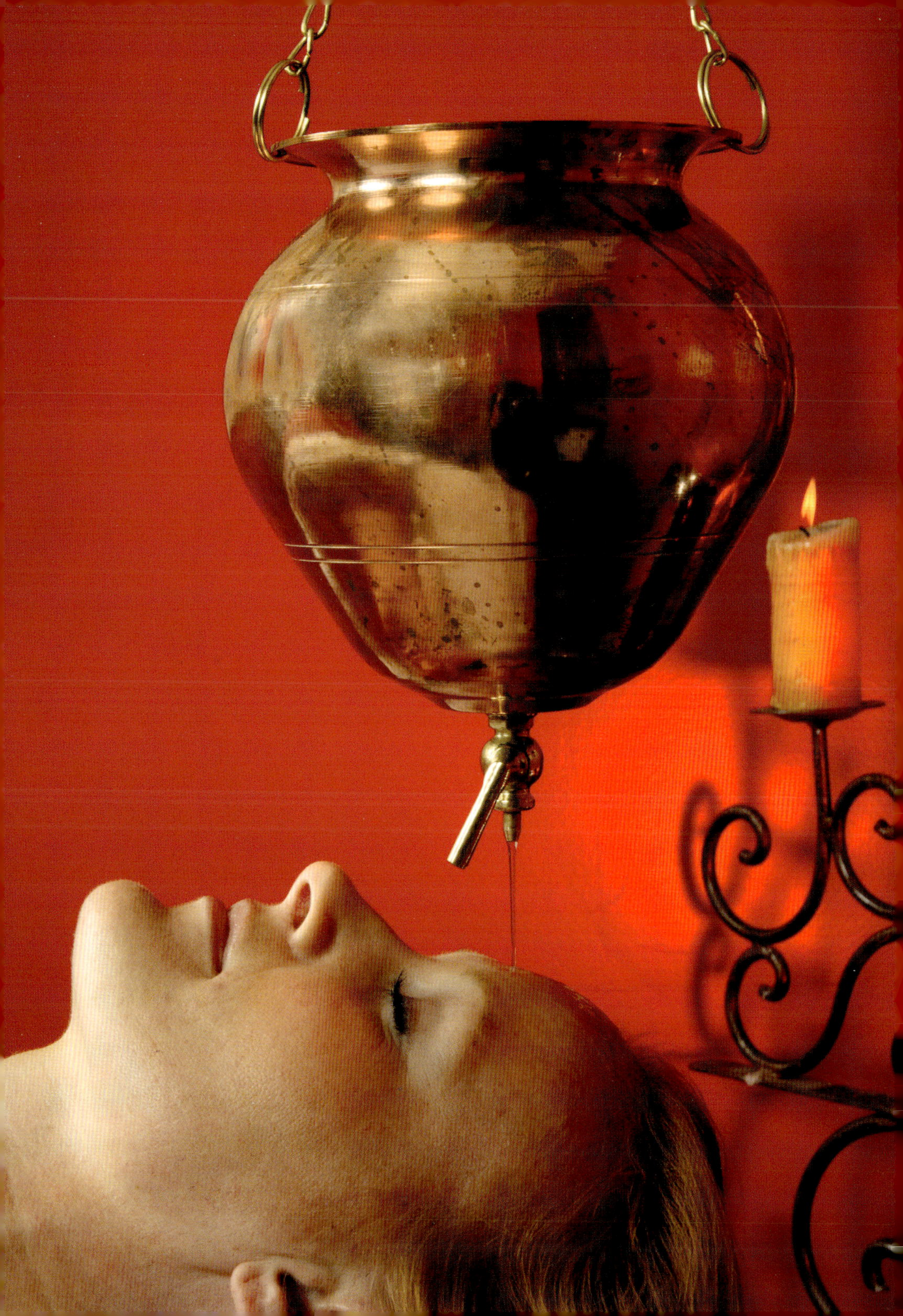

GEHIRN, NERVEN UND GEIST

Fünf den Körper konstituierende Elemente sorgen für die drei Grundenergien zur Verrichtung aller körperlichen und geistigen Funktionen. Schauen wir doch mal, welche Energie für solche Hirnfunktionen wie das Wahrnehmen und Erkennen, den Denkprozess und das Erinnern zuständig ist:

- Äther und Luft, die ersten beiden Elemente, bilden die Vata-Energie und übernehmen sämtliche Funktionen, die mit Agilität und Bewegung zu tun haben. Das Gehirn, die Nervenfunktionen und das Erkennen sind Betätigungsfelder der Vata-Energie.
- Feuer, das dritte Element, bildet die Pitta-Energie mit den Funktionsbereichen Stoffwechsel, Sehvermögen, Klarheit des Denkens und Kreativität.
- Wasser und Erde, die beiden letzten Elemente, bilden die Kapha-Energie – gleichsam das Baumaterial des Körpers. Das Wachstum, die Hervorbringung neuer Zellen und die Drüsensekrete sind einige der Hauptfunktionen dieser Energie.

Unter normalen Lebensumständen verarbeitet der Geist unablässig die Informationen, die er über die fünf Sinne erhält, und ist somit stets aktiv. Im Schlaf sind die fünf Sinne weitgehend untätig, daher erhält der Geist nun keine neuen Informationen. Dessen ungeachtet verarbeitet er weiterhin die alten, in Form von Erinnerung gespeicherten Informationen. Unaufhörlich unterliegt der Geist also einer Veränderung, einer Wandlung, und im Verlauf dieses Prozesses entsteht eine Gedankenkette. Damit wir ein wenig besser verstehen können, wie der Geist funktioniert, greifen wir auf den Yoga von Guru Patanjali zurück. Im Rahmen seiner Analyse des geistigen Wandlungsprozesses unterscheidet er dort fünf Kategorien, fünf Geistesaktivitäten:

- Klarheit, oder wahres Wissen, aufgrund von unmittelbarer Wahrnehmung
- Missverstehen, also eine Vorstellung, die nicht die wahre Natur eines Gegenstands enthüllt
- Phantasie, die Kraft der Vorstellung, ein auf keinen realen Wahrnehmungsgegenstand sich beziehendes »Wissen«

- Schlaf
- Erinnerung

Diese fünf Wandlungsformen können leidvoll oder auch nicht leidvoll sein.[3] Patanjali zufolge beinhaltet Erinnerung das Festhalten an einer Vorstellung, die wir bereits gehabt haben. Erinnerung bringt es mit sich, dass wir ständig von Denkprozessen in Anspruch genommen sind. Alles wird in unserem Geist gespeichert, bestimmte Erinnerungen werden indes verdrängt oder in den tieferen Schichten abgelegt. Von solch einer im Verborgenen schlummernden Erinnerung einmal abgesehen, haben wir aktive Gedanken aus der jüngeren Vergangenheit. Der Geist ist also andauernd mit Vorgängen beschäftigt, die von Erinnerung herrühren. Durch diese Aktivität des Geistes entsteht, mit der gegenwärtigen Wahrnehmung Hand in Hand gehend, die immer wiederkehrende Verkettung der Gedanken.

Um den Geist zu stärken, indem wir ihm Ruhe verschaffen, müssen wir eine Anstrengung unternehmen, damit der geistige Wandlungsprozess von Zeit zu Zeit zum Stillstand kommen kann. Der Denkprozess des Verstandes heißt auf Sanskrit *Chitta*. Im ständigen Vorhandensein solch einer Gedankenkette zeigt sich dessen zwanghafter Charakter (*Vriti*). Wir Menschen verfügen freilich über die Fähigkeit, diese Gedankenkette zu durchbrechen und unser Augenmerk auf *einen* Punkt zu richten. Der Geist lenkt den Geist, und indem wir von dieser Möglichkeit Gebrauch machen, gewinnen wir Zugang zu den höheren geistigen Fähigkeiten und Potenzialen. Im *Katha Upanishad* wird das gesamte Szenarium des menschlichen Daseins sehr schön durch folgendes Bild beschrieben:

Der Körper gleicht einem Wagen,
die Seele ist sein Besitzer,
der Intellekt sein Lenker,
der Geist übernimmt die Rolle
der Zügel,
die Sinne entsprechen den Pferden,
und die Welt seiner Arena.

Mithilfe der Zügel (des Geistes) sollte der Lenker (Buddhi, der Intellekt), Hand in Hand mit dem Besitzer (der Seele), die Pferde (die Sinne) ans Ziel geleiten.

Gemäß der vedischen Überlieferung beinhalten die Grundlagen des menschlichen Daseins genau das Gegenteil dessen, was Descartes und die übrigen Denker seiner Zeit geltend machten. Das vedische »Ich bin (weil meine Seele in meinem Körper gegenwärtig ist), darum kann ich denken«, ist völlig konträr zu: »Ich denke, also bin ich.«

Aufgrund der Kommerzialisierung sämtlicher Lebensbereiche haben wir es heutzutage mit einer übermäßigen Inanspruchnahme der Sinne, mit geistiger Erschöpfung und einer Ausbeutung der menschlichen Fähigkeiten zu tun. Indem wir eine solchermaßen auf dem Verstand basierende Existenz, die einerseits dem Körper keine Beachtung schenkt und andererseits die geistige Entwicklung behindert, weiter untermauern, missbrauchen wir unsere Geistesgaben. Eine alarmierende Zunahme der Demenz zeigt, dass wir nicht nur unsere Umwelt und die Natur, sondern auch den menschlichen Geist zugrunde richten.

In einer Welt der Hyperaktivität ist das Grundgleichgewicht des Körpers durcheinandergeraten. Die natürlichen Triebkräfte wie Hunger, Ausscheidung und Schlaf sind gestört. Angefangen bei der körperlichen Ebene bis hin zur geistigen Ebene herrscht Chaos. Unsere geistigen Fähigkeiten vermögen diesem Durcheinander nur bis zu einem gewissen Grad standzuhalten. Letzten Endes geben sie sich jedoch geschlagen und treten den Rückzug an. Genau dies kennzeichnet Demenz.

Der rationale Denkprozess verfügt über drei charakteristische Eigenschaften *(Gunas)*: eine auf Aktivitäten bezogene Eigenschaft *(Rajas)*, eine Bewegung bremsende Eigenschaft *(Tamas)* und die Eigenschaft von Frieden und Ruhe *(Sattva)*. In Geistesaktivitäten wie Planen, Organisieren und dergleichen mehr zeigen sich die Rajas-Qualitäten. Sinne und Geist sind aktiv und aufeinander abgestimmt. Wenn diese Fähigkeiten ermatten, gehen die Sinne und der Geist in den Zustand von Tamas, von Untätigkeit, über. Tamas schließt auch Gedanken mit ein, die unsere innere Entwicklung behindern: Konkurrenzdenken beispielsweise, Eifersucht, Wut, Hass, Kummer, Unzufriedenheit, Groll und dergleichen mehr. Sattva ist der Zustand von Ruhe und Frieden. Ein Zustand, in dem die geistigen Veränderungsprozesse sich verlangsamen und zur Ruhe kommen – ein Zustand, in dem man sich auf ein einziges Objekt oder auf *einen* Klang ausrichtet, in dem man die Schönheit der Natur betrachtet, in dem man in der Verehrung Gottes, beziehungsweise der Götter, aufgeht oder sich in die Einsicht vertieft, dass die Seele unser eigentliches Selbst ist. Generell beinhalten weltliche Aktivitäten Rajas und Tamas. Sattva ist für sie der ausgleichende Faktor. Ein Mangel an Sattva führt zu Funktionsstörungen, da er sich auf den Körper wie auf den Geist auswirkt.

KÖRPER, GEIST UND GEISTIGE STÖRUNGEN

An anderer Stelle wurde bereits dargelegt, dass der Körper aus fünf Grundelementen besteht und diese die drei grundlegenden Energien bilden, die alle physischen und mentalen Funktionen von Körper und Geist verrichten. Die Hirn- und Nervenfunktionen, die Blutzirkulation und die bewegungsbezogenen Funktionen werden von der – aus Äther und Luft gebildeten – Vata-Energie übernommen. Eine chronische Unausgeglichenheit dieser Energie ruft zahlreiche auf die Aufgabenbereiche dieser Energie sich beziehende Leiden hervor. Im Sutrasthana hat Charaka 80 der wichtigsten Symptome in Zusammenhang mit den auf chronische Vata-Unausgeglichenheit, auf *Vikriti*, zurückzuführenden Leiden beschrieben. Darunter finden sich einige, die das Gehirn und die Nerven betreffen und somit Vorboten einer gravierenderen Störung sind: zum Beispiel schrumpfende Schläfenlappen, die Alzheimer-Krankheit oder andere dementsprechende Erkrankungen, die zu Demenz führen. Zu derartigen Vata-Störungen gehören:

- Schmerzen im Schläfenbereich
- gehäuft auftretendes Delirium (*Atipralap* in Sanskrit; dieser Ausdruck besagt, dass man sich oft in unzusammenhängendem und unsinnigem Gerede ergeht)
- geistige Instabilität (*Anavasthitchita*)

Weitere Symptome, die im Rahmen einer extremen Vata-Unausgeglichenheit auftreten können, sind etwa *Chittabhrama* (Sinnestäuschung), *Gyanbhranti* (falsche Vorstellung), *Chaitn-*

yanasha (Zerrüttung auf der Gewahrseins- und Bewusstseinsebene).
Die eben gegebene Beschreibung macht eines deutlich:

Die grundlegende Ursache für all jene Leiden, die zu Demenz führen, kündigt sich in Gestalt einer chronischen Vata-Unausgeglichenheit an.

Gesundheitsstörungen, die dadurch hervorgerufen werden, gibt es, darüber sollten Sie sich im Klaren sein, allerdings in großer Zahl. Welche Probleme man dann tatsächlich bekommt, hängt von mancherlei Faktoren ab, zum Beispiel von der persönlichen Lebensgeschichte, von der Grundkonstitution, dem geografischen Aufenthaltsort, der allgemeinen Lebensführung und der Ernährung. Einige der durch chronische Vata-Unausgeglichenheit hervorgerufenen Gesundheitsstörungen sind: diverse Schmerzen (die heutzutage vor allem die Knie, den Rücken und die Schultern betreffen), Arthritis, Bluthochdruck, mit dem Blutkreislauf zusammenhängende Leiden, Herzprobleme, Unbeweglichkeit des Körpers, verminderte Leistung der Ohren oder Augen, Nervosität und Delirium. In Zusammenhang mit Demenz liegen die entscheidenden Faktoren in einer Vata-Unausgeglichenheit begründet – für das Thema Demenz-Vorbeugung kommt der Ausgeglichenheit von Körper und Geist grundlegende Bedeutung zu.
Was das Symptom Delirium anbelangt, vertritt man in der modernen Naturwissenschaft und Medizin eine etwas andere Sichtweise: Dort wird Delirium nicht als Folge einer Unausgeglichenheit der Energien und Vorbote der zu Demenz führenden Erkrankungen angesehen, sondern als eine eigenständige Krankheit behandelt. Im Folgenden gebe ich die in der A.D.A.M. Medical Encyclopaedia[4] genannte Delirium-Definition und die dort beschriebenen Symptome wieder. Diejenigen Symptome, die meines Erachtens in einem direkten Bezug zu Demenz stehen und bereits im Vorfeld auf diese Erkrankung hindeuten, habe ich hervorgehoben.

»Delirium wird meist durch eine physische oder geistige Erkrankung verursacht. Gewöhnlich handelt es sich um ein vorübergehendes und reversibles Phänomen. Delirium wird durch zahlreiche Funktionsstörungen hervorgerufen, unter anderem durch solche Umstände, die zu einer Unterversorgung des Gehirns mit Sauerstoff oder anderen Substanzen führen.

Symptome

- Gefühlsbezogene (Sinne) und wahrnehmungsbezogene Veränderungen
- Die Bewusstseins- oder Gewahrseinsebene betreffende Veränderungen
- Veränderungen im Bewegungsablauf (beispielsweise in Form von verlangsamter Bewegung oder von Hyperaktivität)
- Veränderungen im Schlafrhythmus, Schläfrigkeit
- Verwirrung (Desorientiertheit) in räumlicher oder zeitlicher Hinsicht
- Nachlassendes Kurzzeitgedächtnis und abnehmende Erinnerung
  - Unvermögen, sich an Geschehnisse zu erinnern, die seit Auftreten des Deliriums stattgefunden haben (anteretrograde Amnesie)
  - Unvermögen, sich an Geschehnisse zu erinnern, die vor dem Auftreten des Deliriums stattgefunden haben (retrograde Amnesie)
- Gestörte und unstete Aufmerksamkeit
  - Unfähigkeit zu zielgerichtetem Denken oder Verhalten
  - Konzentrationsprobleme
- Ungeordnetes Denken
  - Ein keinen Sinn ergebendes (zusammenhangloses) Sprechen
  - Sprachmuster oder Verhaltensweisen, die nicht unterbunden werden können.«

Bei Delirium handele es sich nicht um eine Erkrankung, wird in der vorliegenden Fachliteratur innerhalb der westlichen Medizin weiterhin betont, sondern um ein Syndrom. Bei Krankenhauspatienten tritt es ausgesprochen häufig auf. »Delirium ist vermutlich die häufigste aller akuten unter Erwachsenen in Allgemeinkrankenhäusern anzutreffenden Erkrankungen: 10 bis 20 Prozent sämtlicher erwachsenen Klinikpatienten, 30 bis 40 Prozent aller älteren Klinikpatienten und bis zu 80 Prozent der auf der Intensivstation liegenden Patienten sind davon betroffen.«[5]

Die meisten allopathischen Verschreibungen, so erklären Fachleute auf der Grundlage unserer überlieferten ayurvedischen Weisheit, führen zu extremer Vata-Unausgeglichenheit. Die Nebenwirkungen allopathischer Verschreibungen therapieren wir im Ayurveda ebenso wie Delirium durch Vata-Behandlungen: durch Verordnung von Ölmassagen, mithilfe von Wärme, durch fettige Nahrung und durch einige einfache Selbsthilfeprodukte. Darüber hinaus entgiften wir den Körper mittels verschiedener Kräutermischungen und der Panchakarma-Reinigungspraktiken.

In meinem ersten Ayurveda-Buch, das Ende der Achtzigerjahre erschienen ist, habe ich bei der Beschreibung von Vata und von Vata-Unausgeglichenheit erklärt, die moderne Lebensweise sei Vata-orientiert: zu viel Aktivität, Hin und Her, Denken, Organisieren und vor allem die langfristig haltbar gemachten, mit Kunstdünger angebauten und mit Pestiziden behandelten Nahrungsmittel. Konkurrenzdenken, Eifersucht und die Gier, immer mehr und mehr besitzen zu wollen, herrschen vor. Körper und Geist gelangen nicht wirklich zur Ruhe. Selbst in den Ferien und in der Freizeit findet man angesichts eines von Hektik bestimmten Tagesablaufs kaum Zeit, richtig durchzuatmen. Es mangelt an dem, was dem Geist und dem Körper zu Ruhe und Frieden verhilft – an *Santosha*, dem Empfinden von Zufriedenheit. Charaka ist in der Tat so weit gegangen zu erklären, *Asantosha*, das Gefühl von Unzufriedenheit, sei die eigentliche Ursache der meisten Leiden. All das ruft Vata-Unausgeglichenheit hervor, die im Lauf der Zeit chronisch und sehr ausgeprägt wird, zunächst zu Müdigkeit und Erschöpfung, letzten Endes aber zu Delirium und geistiger Instabilität führt. Bis zu dieser Stufe lässt sich der Prozess allerdings umkehren: durch eine angemessene Behandlung, durch Ruhe sowie durch eine veränderte Lebensführung und Denkweise (*Achara-vyavar*).

chronische Vata-Unausgeglichenheit → Delirium und geistige Instabilität

sofern sie unbehandelt bleibt → Erkrankungen, die zu Demenz führen

3.
Entscheidende Risikofaktoren, die zu Demenz führen

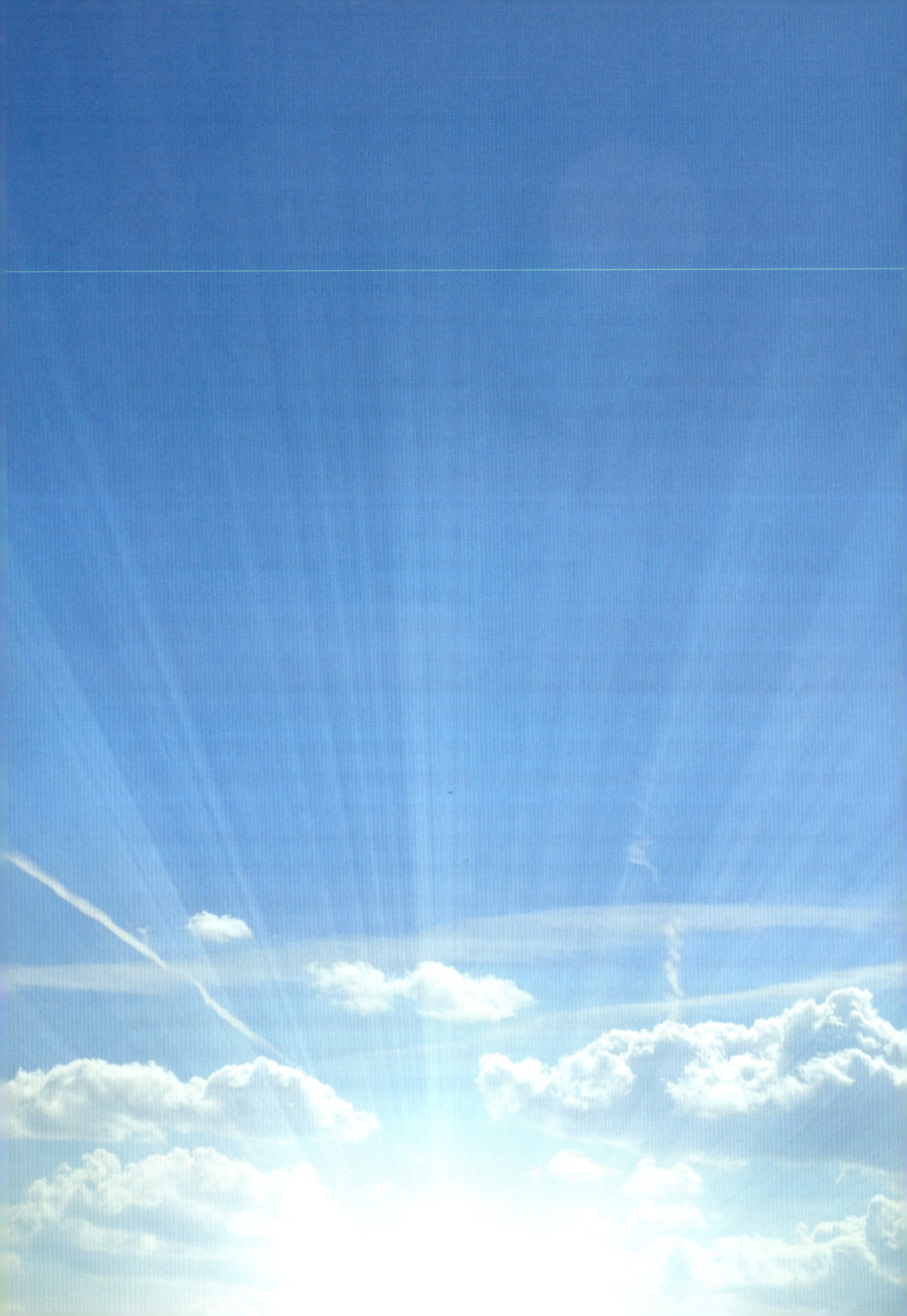

so weiter). Die Vitalqualität der Luft verändert sich mit der Tageszeit, der Witterung, dem Klima oder dem geografischen Standort, und all das wirkt sich unmittelbar auf unser Leben aus. Solange wir leben, das sollten wir nicht vergessen, nehmen wir die Leben spendende Luft in uns auf. Deshalb haben die Weisen sie Prana genannt, das Lebenselement. Sie ist gleichsam Nahrung für Körper und Geist. Wenn wir nur wenig dieser Luft aufnehmen, berauben wir uns selbst der kosmischen Energie. Daraufhin leiden wir unter Schwäche, Ermüdung und Erkrankungen auf der geistigen wie auf der körperlichen Ebene. So kommt es zu einem matten Erscheinungsbild, einer fahlen Hautfarbe und weiteren Anzeichen eines Vata-Ungleichgewichts. Falls wir stets nur einen Teil der benötigten Nahrung erhalten, zeigen sich schon bald erste Anzeichen von Schwäche und Müdigkeit. Ebenso werden wir infolge einer fehlerhaften Atmung, der es an Tiefe und Bewusstheit mangelt, nur mit einem Teil des benötigten Prana, der kosmischen Energie, versorgt.

RISIKOFAKTOR 4
Blockaden im Bereich der Nase

Sind die Nasengänge ständig mit Schleim gefüllt und ist die Nase häufig verstopft, bedeutet das eine Einschränkung für den Luftstrom in der Kopfregion. Längerfristig hat solch eine Beeinträchtigung des Luftstroms Auswirkungen auf die Nerven und auf das Gehirn. Trägheit und Dumpfheit sind die Folge. So kommt es zu mangelnder Aufmerksamkeit, einer verringerten Merkfähigkeit und einem Nachlassen des Erinnerungsvermögens.

RISIKOFAKTOR 5
Chronische Erkältung, übermäßige Schleimbildung im Kopfbereich und Nebenhöhlenentzündungen

Falls Sie häufig erkältet sind und sich in Ihrem System ständig Schleim bildet, den Sie entweder aus der Nase ausschnauben oder aber aushusten und ausspucken müssen, ist das ein schlechtes Zeichen – ein Hinweis darauf, dass der vorhandene Schleim in der Kopfregion blockierend wirkt. Aus den Luftdurchgängen im Schädel, den sogenannten Nebenhöhlen, kann im gesunden Zustand der Schleim ausfließen. Sammelt er sich jedoch an, entwickeln sich dort zugleich Bakterien und Viren. So entsteht der Nährboden für jene als Sinusitis bezeichneten krankhaften Bedingungen, die zu Symptomen wie Kopfweh und Müdigkeit führen. Man ist häufig erkältet, hat Husten, Fieber, eine verstopfte Nase und dergleichen mehr. Dadurch wird das Binnenklima im Kopfbereich beeinträchtigt: sehr zum Nachteil des Gehirns!

RISIKOFAKTOR 6

Chronisches Ungleichgewicht der Luft- und Raumenergie im Körper (Vata)

Die drei Vitalenergien sind, das habe ich bereits im vorigen Kapitel erläutert, für die Abwicklung aller physischen und mentalen Körperfunktionen zuständig. Weiterhin habe ich dargelegt, dass durch ein chronisches Vata-Ungleichgewicht gewisse mit dem Gehirn und den Nerven zusammenhängende Leiden entstehen, unter denen Delirium das hervorstechendste ist. Ein Vata-Ungleichgewicht stellt tatsächlich den größten Risikofaktor dar. Vata wird aus den Elementen Äther und Luft gebildet. Sämtliche Funktionen, die sich in den Raum hinein erstrecken und mit Bewegung zu tun haben, sind Vata-Funktionen – auch die Funktionen des Gehirns und der Nerven (des zentralen und des peripheren Nervensystems) werden von der Vata-Energie übernommen. Ein chronisches Ungleichgewicht dieser Energie wirkt sich auf die Funktionsfähigkeit des Gehirns aus und ebnet so den Weg für verschiedene Erkrankungen, die zu Demenz führen.

RISIKOFAKTOR 7

Allgemeine körperliche Schwäche, häufige Anfälle von Ermüdung und Erschöpfung

Eine allgemeine körperliche Schwäche kann vielfältige Gründe haben. Zum Beispiel könnte sie auf einem schwachen Verdauungsfeuer (Stoffwechsel) und einer schlechten Nährstoffverwertung, auf ungesunden Ernährungsgewohnheiten oder auf zu harter körperlicher Arbeit und dergleichen mehr beruhen. Extreme Ermüdung wandelt sich zu Erschöpfung und wird zur Ursache zahlreicher Leiden. Im Ayurveda nennt man diesen Zustand *Dhatukashya*, »die Vernichtung der körperlichen Reserven«. Amerikaner bezeichnen den Erschöpfungszustand vorzugsweise als »Burn-out«. In der heutigen Welt bringen die Menschen sich gern ans äußerste Limit, da die moderne Zivilisation stark verstandesorientiert ist. Die Menschen richten sich heutzutage nicht nach dem Gefühl: »Ich kann dem nicht länger standhalten und ruhe mich aus.« Stattdessen legen sie ein zwanghaftes Verhalten an den Tag: »Ich habe keine Wahl, ich muss.« Wenn wir den Körper bis zu einem solchen Limit treiben und dadurch erschöpfen, betrifft dies sämtliche Funktionen, ganz besonders unsere Nerven und das Gehirn.

RISIKOFAKTOR 8
Bluthochdruck

Bluthochdruck ist ein Symptom und keineswegs per se eine Krankheit. Sie sollten unbedingt lernen, alles in Ihren Möglichkeiten Stehende zu tun, um herauszufinden, weshalb tief in Ihrem Innern das Blut schneller als gewöhnlich dahinströmt, und die Ursachen für die Turbulenz dieser Ströme außer Kraft zu setzen. Indem das Blut mit erhöhtem Druck durch die weichen Arterien strömt, zerstört es nämlich die feine Infrastruktur der Blutgefäße, verhärtet sie und kann Sie so an den Rand einer Herz-Kreislauf-Erkrankung, einer Lähmung, eines Schlaganfalls und unzähliger anderer Funktionsstörungen bringen. Der Bluthochdruck ist ein Risikofaktor für das Auftreten einer ganzen Reihe von Erkrankungen – und lässt sich seinerseits auf diverse hier beschriebene Risikofaktoren zurückführen.

Für eine gesunde Blutversorgung des Gehirns (sie erfolgt über die Blut-Hirn-Schranke, nicht über die Arterien) muss das Blut die richtige Dichte und den richtigen Druck aufweisen. Hier haben wir es mit einem überaus subtilen System zu tun: Ist das Blut zu dick oder hat es nicht den richtigen Druck, wird das Gehirn unzureichend mit Blut versorgt. Dadurch wiederum werden sein Stoffwechsel und seine Funktionen in Mitleidenschaft gezogen.

RISIKOFAKTOR 9
Häufiges Leiden unter geistiger Anspannung und einem Gefühl von Hilflosigkeit

Anspannung ist ein Geisteszustand. Wer über geistige Stabilität verfügt, bewahrt in allen erdenklichen Lebenslagen im Auf und Ab des menschlichen Daseins seine geistige Ausgeglichenheit. Wenn man hingegen in bestimmten Situationen unter Anspannung bleibt und ein Gefühl von Hilflosigkeit erlebt, führt dies zu geistiger Ermüdung, letztlich zu Erschöpfung und hat nachteilige Auswirkungen auf den Geist. Manche Menschen leben ständig in einem Zustand von Anspannung und Stress. Kleinigkeiten wie ein Verkehrsstau oder die Verspätung eines Flugzeugs reichen aus, schon fühlen sie sich in Anspannung versetzt. Langfristig hat dieses geistige Phänomen unliebsame Auswirkungen auf die geistige und körperliche Gesundheit.

RISIKOFAKTOR 10
Schocks und traumatische Erfahrungen

Manche Situationen und Geschehnisse im Leben versetzen uns einen Schock oder haben einen traumatisierenden Effekt – mit dementsprechenden Auswirkungen auf den Geist. So können sie zu einem Auslöser von Delirium werden, dem Vorboten von Demenz. Geistige Stärke und Stabilität helfen der oder dem Betreffenden, in derartigen Situationen so stabil zu bleiben, dass die Turbulenzen des Lebens im Gehirn keine negativen Spuren hinterlassen.

RISIKOFAKTOR 11
In der Vergangenheit verharren und Angst vor der Zukunft haben

Es gibt Menschen, die an ihrer Vergangenheit haften: Entweder reut es sie, dass sie sich mit so schlimmen Dingen auseinanderzusetzen hatten, oder sie bedauern, dass sie die Sonnenseiten des Lebens hinter sich lassen mussten. Allgemein blicken sie bange in die Zukunft. Solch eine Mentalität tut dem Geist nicht gut und hat langfristig Auswirkungen auf die geistige und körperliche Gesundheit eines Menschen. Diese Einstellung wird zum Wegbereiter für Delirium und damit letzten Endes für weitere Erkrankungen, die zu Demenz führen.

RISIKOFAKTOR 12
Sprunghaftigkeit des Denkens

Manche Menschen haben eine ausgesprochen kurz bemessene Aufmerksamkeitsspanne, ihre Gedanken schweifen sehr schnell zu einem anderen Thema ab. Die Abschweifung entbehrt mitunter jeglichen Zusammenhangs. Nicht einmal eine kurze Geschichte kann man diesen Menschen erzählen, ohne dass sie einen unterbrechen. Und dasjenige, womit sie dazwischenfunken, steht mit der Geschichte, die Sie erzählen, in keinem erkennbaren Kontext. Ein einziges Wort oder irgendeine kleine Episode in dem, was Sie schildern, wird ihre Gedanken womöglich auf etwas ganz anderes außerhalb jedes Zusammenhangs mit Ihren Ausführungen bringen. Daraufhin unterbricht die oder der Betreffende Sie kurzerhand, um Ihnen entweder eine Frage zu stellen oder um Ihnen etwas zu erzählen. Das wiederholt sich viele Male und die betreffende Person vergisst schnell, worum es in dem Gespräch eigentlich ging. Dabei handelt es sich keineswegs um eine gelegentliche Unterbrechung, für die man höflich um Nachsicht gebeten wird, sondern um eine der Beliebigkeit preisgegebene Gedankenfolge. Darum spreche ich von »sprunghaftem Denken«.

Auch bei Menschen mit einem stabilen Geist findet man mitunter kleinere Episoden derartiger Sprunghaftigkeit. Dies geschieht vor dem Hintergrund von früher gemachten Erfahrungen, die emotional besetzt sind, und damit einhergehenden Assoziationen. Beispielsweise schweifen wir von einer Unfallszene in einem Film zu einer Unfallsituation ab, die wir in der Vergangenheit persönlich erlebt haben. Zeitweise sind wir dann mit den Gedanken nicht auf der Höhe des gegenwärtigen Filmgeschehens, sondern bei der eigenen Erfahrung aus der Vergangenheit. Allerdings kehren die Gedanken rasch wieder in die Gegenwart zurück.

In dem hier behandelten Kontext hingegen spielen sich die Gedankensprünge auf einer völlig oberflächlichen Ebene ab und treten sehr zahlreich auf. Der Denkprozess kehrt nicht grundsätzlich zur Ausgangsgeschichte zurück – die Betroffenen haben eine sehr geringe Merkfähigkeit. Wird dies nicht rechtzeitig eingedämmt und korrigiert, können diese Vorgänge zu einem Wegbereiter für die zu Demenz führenden geistigen Gebrechen werden.

So viel zu den Hauptrisikofaktoren, die zu Demenz oder zu einem mit dem Alter langsam fortschreitenden Gedächtnis- oder Wahrnehmungsverlust führen können. Je größer die Anzahl dieser Faktoren bei einem Menschen, umso mehr wächst sein Risiko, an Demenz zu erkranken. Im Gehirn vollzieht sich dann ganz allmählich eine Deformation und führt zu jenen zuvor genannten gravierenderen Erkrankungen, die Demenz bewirken. Die hier beschriebenen zwölf Risikofaktoren sind auch für andere geistige Gebrechen von Belang. Stößt das lebendige System auf Hindernisse, kann die Normabweichung zu unterschiedlichen Resultaten führen.
Im nächsten Kapitel gehen wir der Frage nach, wie wir den Risikofaktoren vorbeugen können.

4.
Den Risikofaktoren vorbeugen

Eine Demenz-Prävention verfolgt das Ziel, die Nerven, das Gehirn und die fünf Sinne in der Weise zu schützen und zu bewahren, dass sie sich ohne Beeinträchtigungen miteinander koordinieren lassen, bis das individuelle Leben endet. Im hier gegebenen Kontext besteht diese Beeinträchtigung in Demenz, im Gedächtnisverlust und in der Unfähigkeit, sich an durch die Sinne gewonnene vergangene Erfahrungen zu erinnern.

Wenn wir in einer langfristigen Perspektive von Vorbeugung sprechen, stehen wir unter zeitlichen Gesichtspunkten vor einer Reihe von Fragen. Unter Umständen werden Sie sagen, für solche Präventivmaßnahmen seien Sie bereits zu alt. Andere Menschen meinen vielleicht, dafür seien sie noch zu jung. Und warum sollten sie sich denn überhaupt über ein Leiden Gedanken machen, das ihnen ihr Leben lang womöglich nie zu schaffen machen wird? Andere wiederum betrachten diese Maßnahmen vielleicht deshalb mit Skepsis, weil man bei derart langfristig angelegten Präventionsmaßnahmen einfach keine Möglichkeit hat, Doppelblindstudien durchzuführen. Genau besehen ist es jedoch niemals zu spät oder zu früh, Ihre Lebensqualität zu verbessern. Diese Maßnahmen werden Sie vielleicht auch vor anderen Leiden bewahren und – davon einmal ganz abgesehen – Ihnen zu zusätzlicher Energie verhelfen. Tun Sie's also einfach, auch wenn Sie erst 17 oder bereits 65 sind. Korrigieren Sie Ihre Körperhaltung, schaffen Sie die Voraussetzungen für ein von Hindernissen und Blockaden freies Fließen der Energien durch die Energiekanäle Ihres Körpers, erhöhen Sie Ihre Geisteskraft und Ihre physische Stärke. Die hier dargelegten Methoden beruhen auf der seit alters her überlieferten vedischen Weisheit, die sich über einen außerordentlich langen Zeitraum bewährt hat, und bedürfen meines Erachtens gar nicht der Anerkennung durch moderne naturwissenschaftliche Verfahren, die durchweg nicht ganzheitlich, sondern einem reduktionistischen Ansatz verpflichtet sind.

Hier nun also die Präventivmaßnahmen für die im vorigen Kapitel dargelegten zwölf Risikofaktoren:

VORBEUGUNG GEGEN RISIKOFAKTOR 1

Überlastung und negativer Gebrauch der Sinne

Um einer Überbeanspruchung des Hörsinns und seiner Überlastung durch Geräusche vorzubeugen, sollten Sie auf Folgendes achten:

- Versuchen Sie, möglichst leise zu sprechen. Vermeiden Sie unnütze Konversation und pflegen Sie einen sparsamen Umgang mit Worten. Worte, das sollten Sie sich immer vergegenwärtigen, sind kostbar, und dem Klang wohnt etwas Heiliges inne. Seien Sie bestrebt, nichts Unnötiges zu hören oder zu sagen.
- Meiden Sie Menschen, die zu viel und zu laut reden. Denn sie rauben Ihnen Ihre Energie und lassen Sie geistig ermüdet zurück.
- Sollte es bei Ihrer Arbeit unerlässlich sein, viel zu sprechen, gönnen Sie Ihrem Sprech- und Hörsinn nach der Arbeit uneingeschränkte Ruhe. Nehmen Sie ein heißes Getränk zu sich und verweilen Sie eine Zeit lang an einem ruhigen Ort.
- Wer sich beruflich um kleine Kinder kümmert, sollte auf jeden Fall bestrebt sein, zwischen zwei Arbeitsschichten eine etwa 30-minütige Ruhepause einzulegen. Unternehmen Sie einen stillen Spaziergang oder trinken Sie ein warmes Getränk.
- Bringen Sie Ihren Kindern bei, leise und mit sanfter Stimme zu sprechen. Leiten Sie sie zu regelmäßigem Lesen an.
- Vermeiden Sie eine unnötige Geräuschkulisse aus dem Radio- oder Fernsehgerät. Schalten Sie die Geräte ab, wenn Sie nicht zuhören beziehungsweise zusehen.

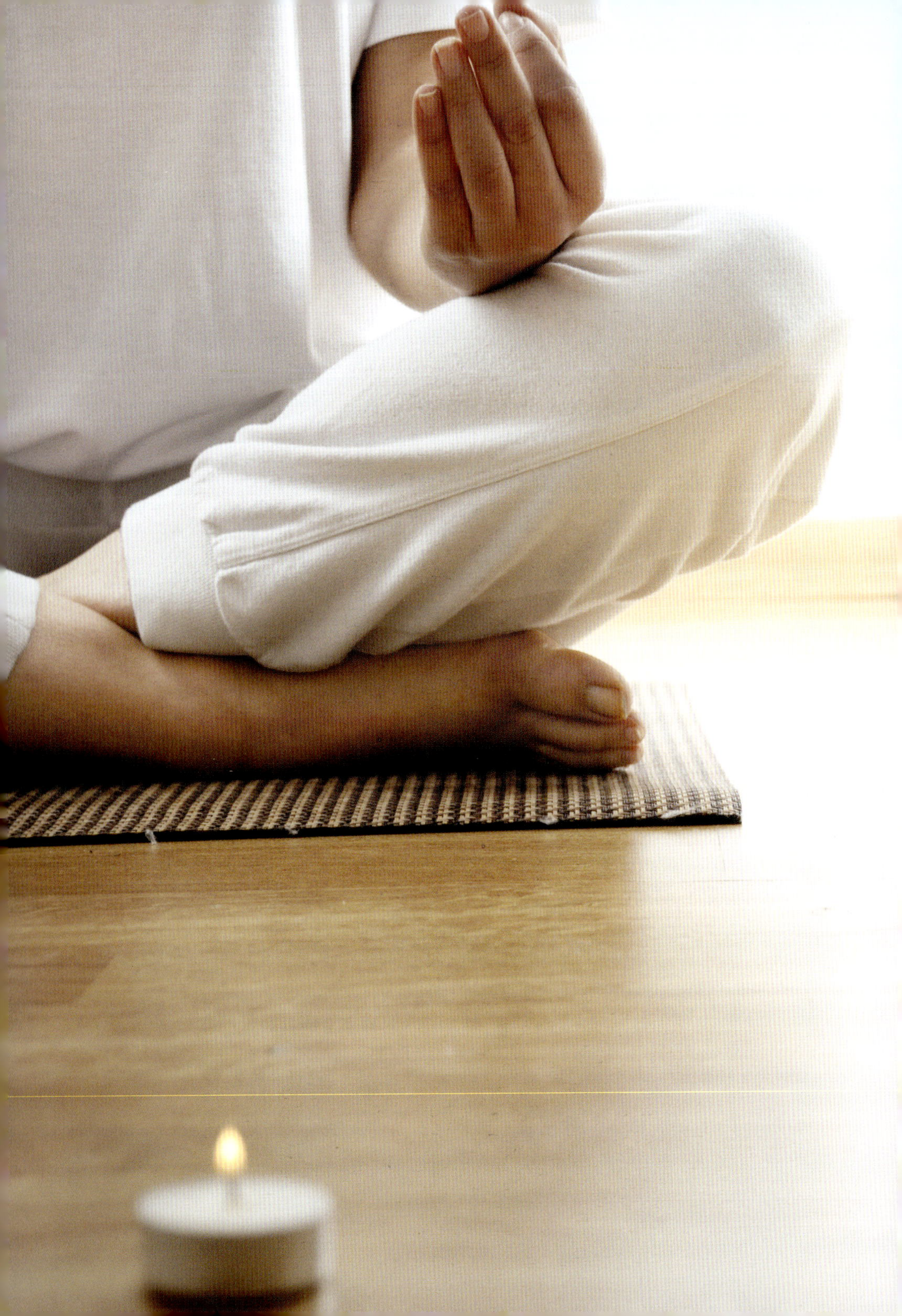

- Hören Sie in Ihrer Freizeit hier und da wohltuende, meditative Musik und machen Sie sich vor dem Schlafengehen von dem Rajas-Zustand frei, der sich während des Tages eingestellt hat.
- Richten Sie sich den Tagesablauf so ein, dass Ihnen jeden Tag eine Zeit der Ruhe und Stille ganz für Sie allein bleibt, ein wenig mehr davon einmal pro Woche und vielleicht ein halber Tag jeden Monat. Nehmen Sie sich alle sechs Monate wenigstens ein Wochenende lang frei von all dem Lärm und der geräuschvollen weltlichen Betriebsamkeit und ziehen Sie sich in die Stille zurück. Beim Lesen dieser Sätze wird es Ihnen vielleicht so vorkommen, als sei dies ein Ding der Unmöglichkeit, zumal für all diejenigen, die eine Familie und kleine Kinder haben. Doch für Dinge, die Ihnen wichtig sind, finden Sie Zeit. Das ist stets eine Frage der Prioritäten.

VORBEUGUNG GEGEN RISIKOFAKTOR 2

Eine falsche Schulter- und Nackenhaltung

- Korrigieren Sie Ihre Schulterposition, indem Sie die Schultern aufrichten und Ihre Haltung begradigen. Denn sind Ihre Schultern vorgebeugt, beschreibt auch Ihre Nackenwirbelsäule eine Wölbung. Und daraus ergeben sich, von Nacken- und Schulterschmerzen einmal ganz abgesehen, Zirkulationsprobleme im Kopfbereich. Die folgende Übung wird Ihnen helfen herauszufinden, ob Ihre Schulterhaltung korrekt ist:
  Legen Sie sich hin und strecken Sie die Arme so aus, wie in der nächsten Abbildung zu sehen. Falls Ihre Arme eine Beugung aufweisen und sie sich in der Mitte vom Boden abheben, haben Sie vorgebeugte

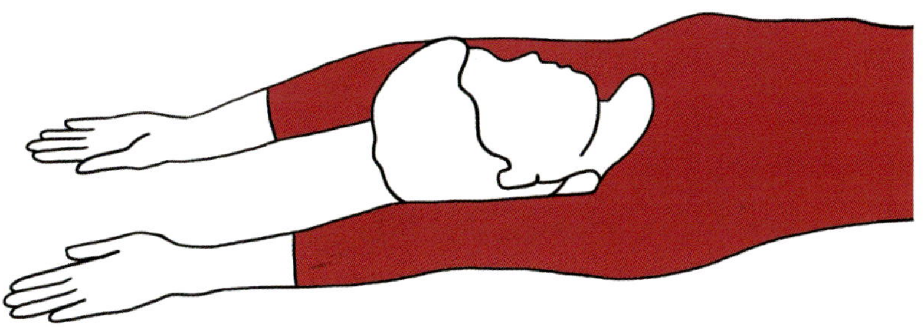

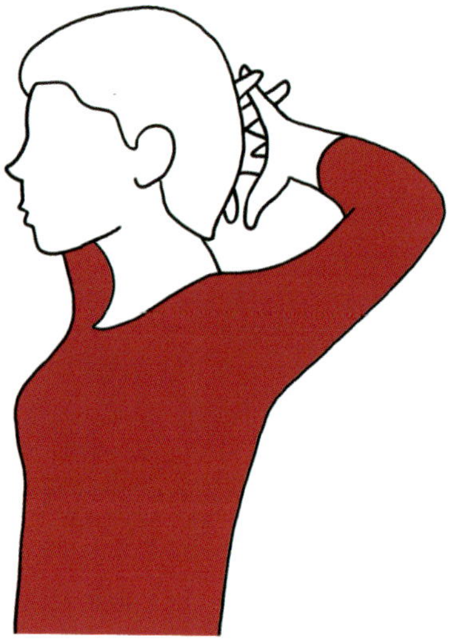

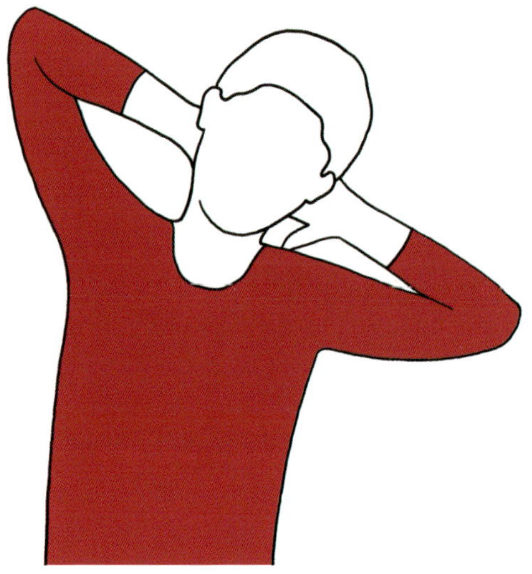

Schultern und eine Krümmung im Nackenwirbelbereich. Unterziehen Sie sich der Mühe, sich jeden Tag auf diese Weise hinzulegen und die Arme jedes Mal ein wenig weiter zu strecken.

- Eine Übung zur regelmäßigen Aufrichtung von Nacken und Schultern hilft Ihnen dabei, einen ungehinderten Energiefluss im Kopfbereich zu gewährleisten. Verschränken Sie die Hände ineinander, ziehen Sie sie nach hinten und halten Sie dabei den Kopf gerade. Verweilen Sie, nachdem Sie das mehrere Male wiederholt haben, mit einem rückwärts gerichteten Zug ruhig in dieser Position. Bewegen Sie sich in dieser Körperhaltung, wie oben in der rechten Abbildung zu sehen, nach links und nach rechts.
- Für eine weitere überaus hilfreiche Yoga-Position zur Streckung und Begradigung der Schulter- und Nackenwirbel nimmt man eine sitzende Position ein. Setzen Sie sich mit überkreuzten Beinen (im Schneider-, Lotos- oder Halblotossitz) auf den Boden. Falls es Ihnen nicht möglich ist, mit überkreuzten Beinen dazu-

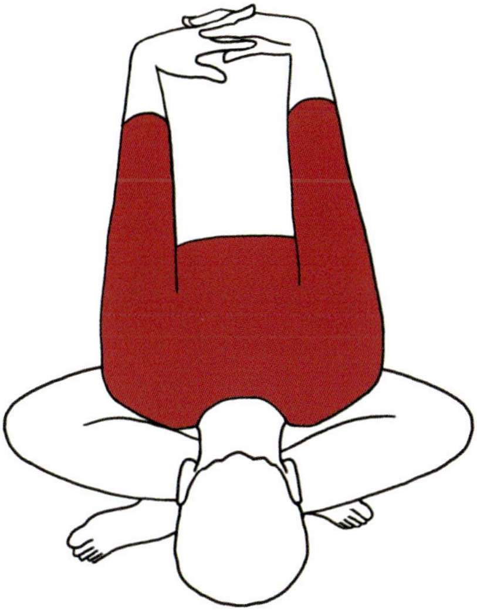

mit überkreuzten Beinen

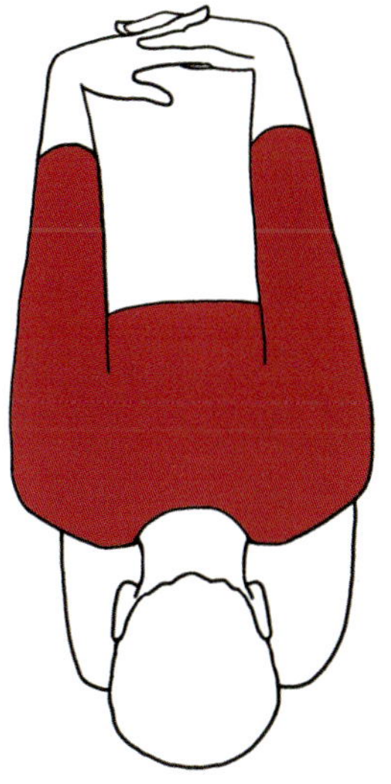

auf den Fersen sitzend

sitzen, setzen Sie sich zur Durchführung dieser Übung auf die Fersen. Sollte Ihr Körper dafür zu steif sein, können Sie sich auch auf einen Stuhl setzen. Nehmen Sie die Arme hinter den Rücken, verschränken Sie die Finger beider Hände ineinander und strecken Sie die Arme nach hinten. Beugen Sie, während Sie, wie in den beiden oberen Abbildungen gezeigt, die ineinander verschränkten Hände nach oben nehmen, den Oberkörper vor. Lassen Sie sich hierbei auf keinen Fall entmutigen, denn je länger man die Übungen regelmäßig praktiziert, desto beweglicher kann man werden.

- Falls Sie kein Nacken- oder Schulterproblem, jedoch Schmerzen in der unteren Rückenpartie haben, sollte dort ebenfalls eine Behandlung vorgenommen werden. Schmerzen im unteren Rückenbereich, die das Rückgrat betreffen, können auch in den oberen Bereich ausstrahlen. Da viele Menschen jedes Alters unter Rückenschmerzen leiden, schlage ich vor, dass Sie die folgenden, für das gesamte Rückgrat gedachten sechs Übungen durchführen:

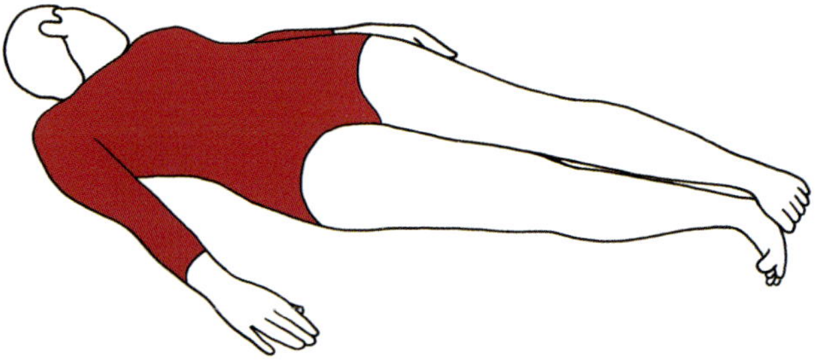

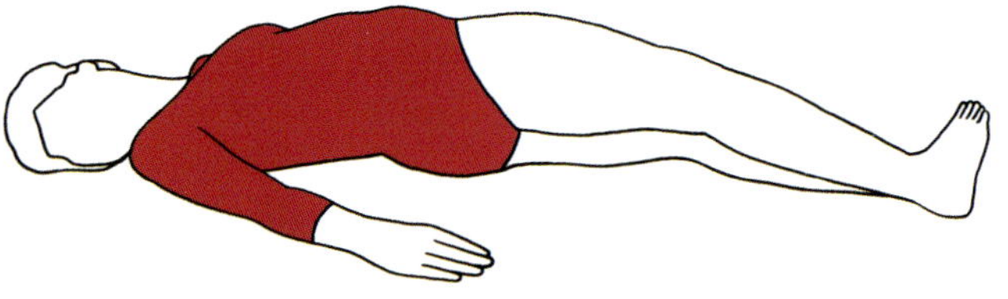

PRISHTAVANSH ASANAS: DIE RÜCKGRAT-ÜBUNGEN[1]

Position 1

- Legen Sie sich auf den Rücken, die Hände ein Stück weit vom Körper entfernt, die Füße dicht beieinander.
- Wenden Sie die Füße in die eine, den Kopf in die andere Richtung. Die Bewegungen sollten, während Sie einatmen, simultan und ganz gemächlich ablaufen.
- Bleiben Sie, während Sie den Atem anhalten, ein paar Sekunden lang in dieser Position. Kehren Sie beim Ausatmen langsam und sachte in die gerade Position zurück.
- Verweilen Sie ein paar Atemzüge lang in der geraden Position. Wiederholen Sie den Bewegungsablauf in entgegengesetzter Richtung. Machen Sie diese Übung ungefähr zehnmal.

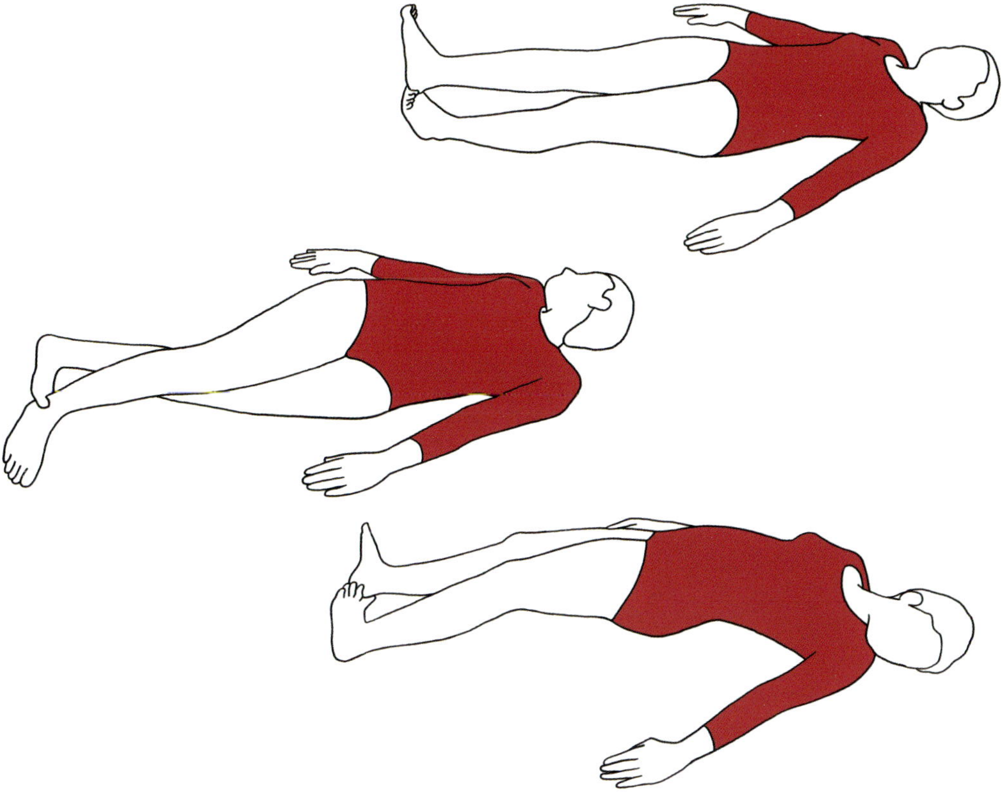

Position 2

- Legen Sie sich wie bei der vorherigen Position gerade auf den Rücken. Platzieren Sie dabei aber, wie in der folgenden Abbildung gezeigt, den rechten Fuß über den linken.
- Drehen Sie den Kopf langsam auf die eine Seite, während Sie die Füße in die Gegenrichtung drehen. Atmen Sie ein, während Sie die Bewegung ausführen, halten Sie den Atem an, solange Sie diese Position innehaben, und atmen Sie aus, während Sie in die gerade Position zurückkehren.
- Wiederholen Sie den Bewegungsablauf in Gegenrichtung. Führen Sie die Übung ungefähr zehnmal durch.
- Anschließend führen Sie die gerade beschriebene Übung durch, während Sie den linken Fuß über den rechten gestellt haben.

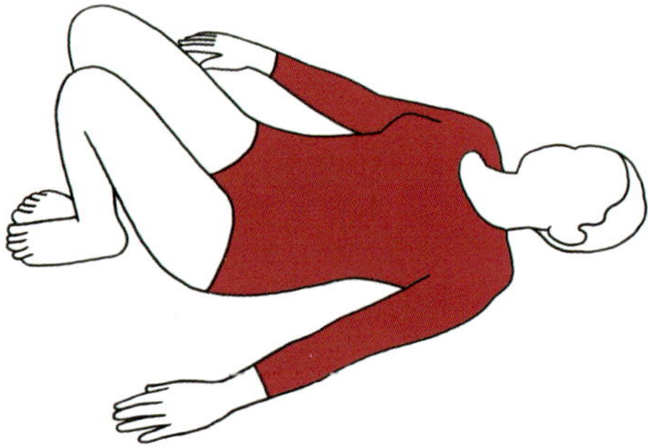

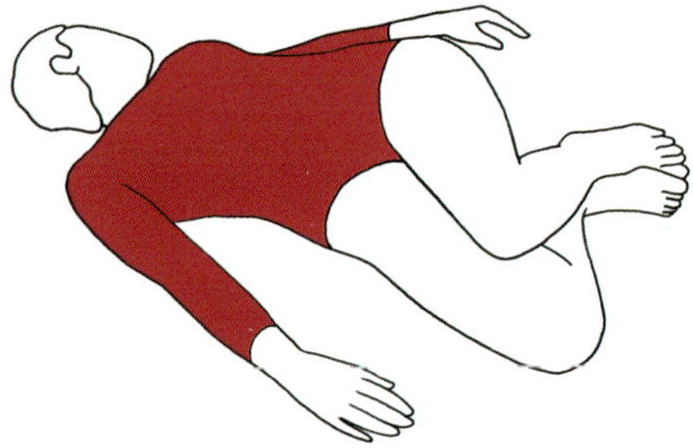

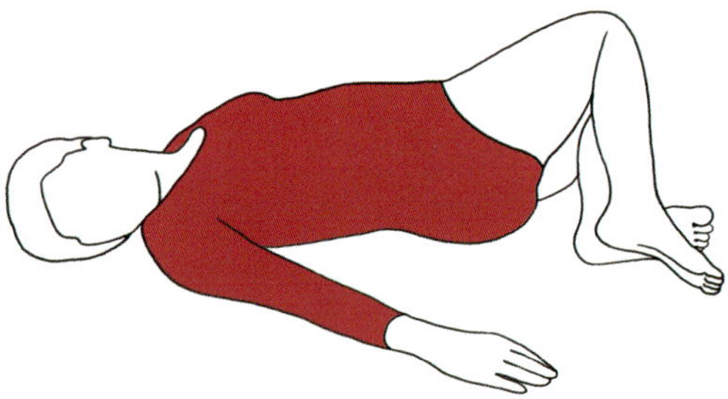

Position 3

- Diese Übung wird auf dem Rücken liegend mit aneinandergelegten, angewinkelten Beinen und auf dem Boden stehenden Füßen durchgeführt, wie in der nächsten Abbildung gezeigt.
- Wenden Sie nun wie bei den vorherigen Position den Kopf in die eine Richtung, während Sie die Füße und Knie in die andere Richtung drehen. Achten Sie darauf, dass die Bewegung langsam abläuft, während Sie einatmen.
- Wiederholen Sie den Bewegungsablauf in Gegenrichtung. Führen Sie die Übung ungefähr zehnmal durch.

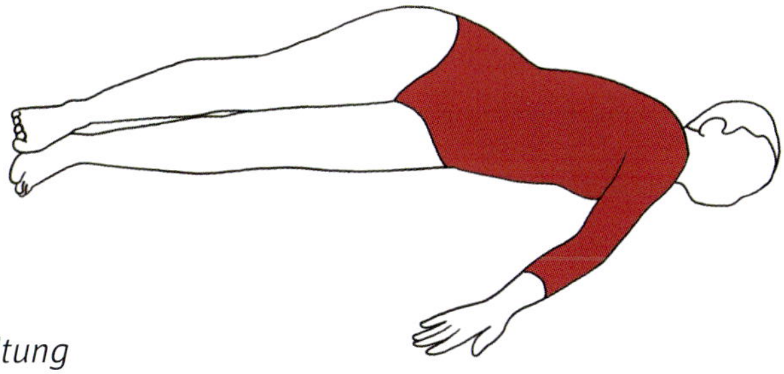

Drehung in gestreckter Haltung

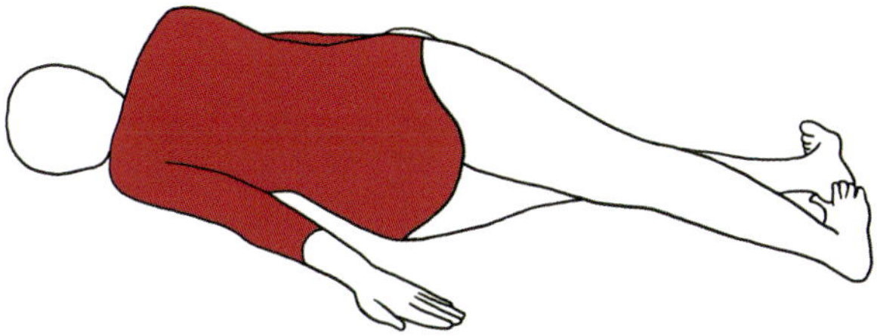

mit übereinandergestellten Füßen

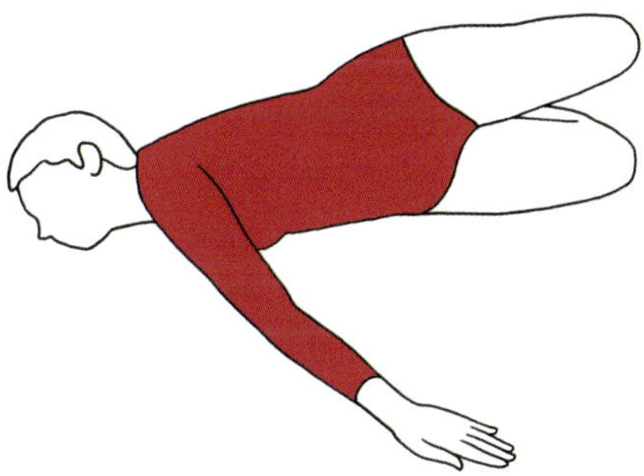

mit angewinkelten Beinen

Positionen 4–6

Diese Übungen sind ebenso unverzichtbar wie die drei vorherigen, werden allerdings in Bauchlage vorgenommen. Wenn Sie in dieser Position den Kopf und die Beine drehen, tun Sie das nicht in entgegengesetzter, sondern in gleicher Richtung. Die nachfolgenden Abbildungen geben diese drei Übungen wieder. Wiederholen Sie jede von ihnen wie die vorigen Übungen mehrere Male.

VORBEUGUNG GEGEN RISIKOFAKTOR 3
Unzulängliches Atmen

Tiefes, bewusstes Atmen zählt zu den Grundvoraussetzungen einer guten körperlichen und geistigen Gesundheit. Wie im vorigen Kapitel dargelegt, ist unsere Atemluft das Lebenselement des Kosmos. Unser System sollte daher die Luft in angemessener Weise einatmen und adäquat verwerten können. Eine unzulängliche Atmung wirkt sich auf den gesamten Körper aus, denn mit jedem Atemzug versorgen wir den Körper aufs Neue mit den fünf Elementen.

Indem wir unseren Atem regulieren und seinen Weg in unser Dasein kontrollieren, steuern wir daher das kosmische Wechselspiel mit den in uns ablaufenden geistigen und physischen Prozessen und lernen, diese durch die kosmische Energie zu beeinflussen. Das Ausatmen der Luft ist zugleich ein Mittel, unseren Körper zu entgiften. Um sich in richtigem Atmen zu üben, wird empfohlen, *Pranayama* zu praktizieren. Pranayama, kontrolliertes und organisiertes Atmen, ist eine der acht Stufen des Yoga. Wörtlich bedeutet Pranayama: die Kontrolle über das Prana erlangen.

EINFÜHRUNG IN PRANAYAMA

Pranayama beinhaltet drei Elemente – das Einatmen, das Ausatmen und die Abwesenheit von beidem. Sofern Sie nicht angemessen ein- und ausatmen und dazwischen nicht die gebührenden Pausen lassen, könnte sich das auf Ihre Merkfähigkeit auswirken; Kopfschmerzen könnten auftreten, ferner Infektionen im Hals- und Kehlkopfbereich wie auch anderweitige Infektionen der Atemwege. Es könnte sich auf Ihre Sinne auswirken und Sie werden möglicherweise schnell ermatten. Üben Sie also, richtig zu atmen, wie es ein Yogi tut, und überprüfen Sie sich immer wieder daraufhin. Wenden Sie morgens und abends fünf Minuten auf, um diese einfachen Schritte durchzuführen – entweder draußen im Freien oder bei geöffnetem Fenster.

Schritt 1

- Setzen Sie sich im Schneidersitz oder in einer anderen Position entspannt hin.

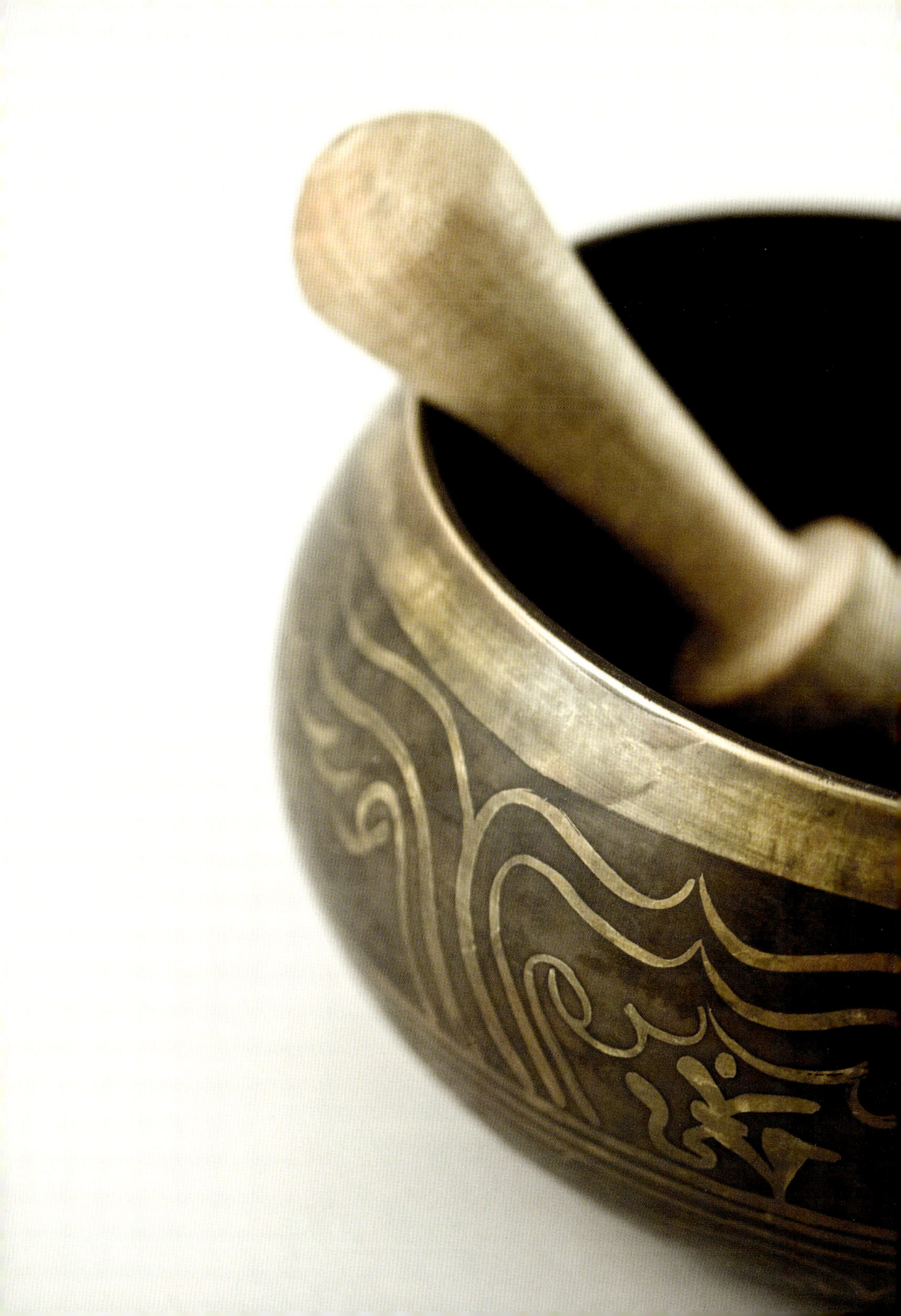

- Beginnen Sie ganz allmählich, aber kontinuierlich, die Atmung zu vertiefen, bis Sie nahezu Ihre volle Kapazität ausgeschöpft haben.
- Richten Sie die ganze Aufmerksamkeit auf das Prana, auf seinen Rhythmus, und beobachten Sie, welchen Weg in Ihr Inneres es zurücklegt. Bleiben Sie ganz locker, während Sie die Atemluft einbehalten, so lange Sie können. Finden Sie nach und nach beim Ausatmen in denselben Rhythmus.
- Lassen Sie nicht zu, dass Ihre Aufmerksamkeit von der Atmung abschweift. Haben Sie vollständig ausgeatmet, bleiben Sie für kurze Zeit ohne Luft. Richten Sie Ihr Augenmerk auf den in Ihnen vorhandenen Raum.
- Wiederholen Sie den gesamten Vorgang einige Male. Vergrößern Sie dabei die Zeitspanne der einzelnen Phasen.

Schritt 2

Zu diesem Schritt gehört die getrennte Energetisierung beider Körperhälften. Die linke und die rechte Seite des Körpers repräsentieren Tamas beziehungsweise Rajas. Man verschließt jeweils ein Nasenloch und atmet auf dieselbe Weise, wie eben für alle vier Teile von Pranayama beschrieben, ausschließlich über das andere Nasenloch.

- Nehmen Sie die rechte Hand, verschließen Sie mit dem Daumen das rechte und atmen Sie durch das linke Nasenloch.
- Behalten Sie die Atemluft ein, indem Sie mit dem Ringfinger nun auch das linke Nasenloch verschließen (siehe dazu die beiden nächsten Abbildungen).
- Heben Sie danach den Ringfinger, atmen Sie linksseitig aus, und verschließen Sie das Nasenloch dann wieder mit dem Ringfinger, um die Lunge für eine kurze Weile in diesem von Luft entleerten Zustand zu belassen.
- Wiederholen Sie den Vorgang sechs bis zehn Mal lediglich mit dem linken Nasenloch. Dann folgt der gleiche Ablauf für das rechte Nasenloch, während Sie das linke verschlossen halten.

Diese Übung wird als die Nadishodhan bezeichnet, Reinigung der Kanäle. Damit haben Sie den linken und den rechten Kanal gereinigt.[2]

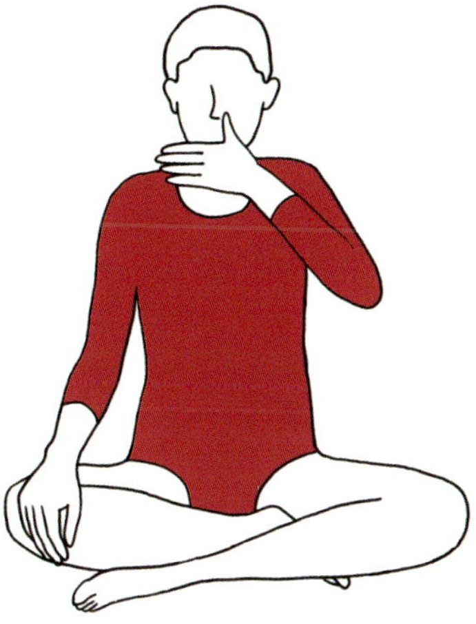

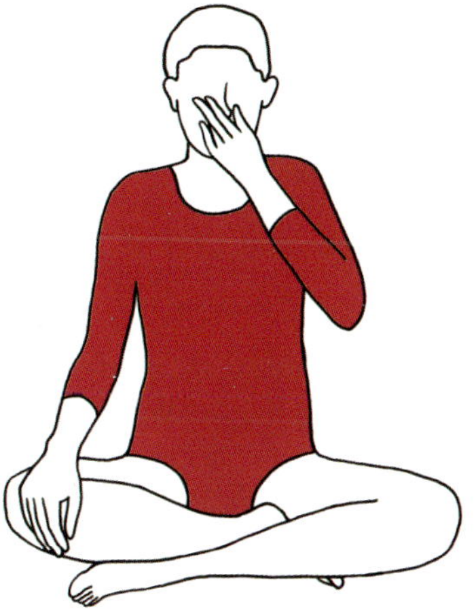

Schritt 3

In diesem Schritt atmen Sie durch das eine Nasenloch ein und durch das andere aus.

- Atmen Sie erst durch das rechte Nasenloch ein, während Sie das linke mit dem Daumen verschließen.
- Verschließen Sie dann mit dem Ringfinger gleichfalls das rechte Nasenloch, um die Luft einzubehalten.
- Lassen Sie sie danach durch das linke Nasenloch ausströmen, indem Sie den Daumen heben, während der Ringfinger weiterhin das rechte Nasenloch zuhält. Verschließen Sie nun ebenso das linke Nasenloch, um den von Luft entleerten Zustand der Lungen zu wahren.
- Atmen Sie beim nächsten Atemzug durch das linke Nasenloch ein und setzen Sie den Ablauf entsprechend weiter fort.
- Wiederholen Sie den gesamten Vorgang sechs bis zehn Mal. Auf diese Weise wird der Zentralkanal des Körpers gereinigt.

Schritt 4

Bei diesem Schritt erfolgt das Einatmen über beide Nasenlöcher. Nach dem Einatmen verschließen Sie diese mit Daumen und Zeigefinger. Gleiches gilt, wenn Sie den von Luft entleerten Zustand der Lungen für kurze Zeit aufrechterhalten. Dieser Schritt hilft Ihnen, die Zeitspanne für jeden der vier Pranayama-Schritte auszudehnen.

VORBEUGUNG GEGEN RISIKOFAKTOR 4

Blockaden im Bereich der Nase

Bei manchen Menschen sind die Atemwege im Bereich der Nase dauernd durch Schleim oder Polypen verstopft. Aufgrund dessen können sie nicht richtig atmen und Pranayama praktizieren. Das schafft die Grundlage für diverse mentale Beschwerden. Hier ein paar einfache Maßnahmen, um den Nasengang gesund und von Verunreinigungen beziehungsweise Infekten frei zu halten:

- Tauchen Sie, nachdem Sie warm geduscht haben, den Zeigefinger und den Ringfinger in Senföl, stecken Sie die Finger in die Nasenlöcher und inhalieren Sie die Öldämpfe. Gut möglich, dass Sie niesen müssen. Schnauben Sie die Nase nach dieser Übung kräftig aus.
- Machen Sie es sich zur Gewohnheit, nach einer warmen Dusche die Nase kräftig auszuschnauben, um den Schleim zu entfernen, der sich im Nasengang angesammelt hat. Bei sehr trockener Witterung oder während der Heizperiode werden die Nasenschleimhäute trocken und in manchen Fällen sind sie merklich gereizt. Betupfen Sie die Nasengänge dann mit einem in Ghee (geklärter Butter) getauchten Finger, insbesondere bevor Sie sich schlafen legen.
- *Jalneti* heißt eine yogische Praxis zur Reinigung der Nasengänge mit Wasser. Für die Durchführung dieser Anwendung benötigen Sie eine kleine Kanne mit einem Ausgießer, eine sogenannte Neti-Kanne. Füllen Sie diese mit lauwarmem Trinkwasser. Halten Sie die Kanne in der rechten Hand. Kippen Sie den Kopf leicht nach hinten, dann nach links und anschließend ein wenig nach vorn. Entspannen Sie sich in dieser Position, öffnen Sie den Mund und lassen Sie den Atem dort frei ein- und ausströmen. Führen Sie den Ausgießer der Kanne behutsam in das rechte Nasenloch ein, um sie dann sachte zu kippen. Lassen Sie das Wasser durch das rechte Nasenloch in die Nase strömen und durch das linke Nasenloch wieder herauslaufen. Lassen Sie das Wasser ganz sachte fließen, indem Sie die Kanne immer weiter kippen, bis

sie leer ist. Schnauben Sie anschließend die Nase aus, damit die Gänge frei sind. Wiederholen Sie nun die ganze Prozedur, indem Sie das Wasser diesmal vom linken zum rechten Nasenloch hinüberlaufen lassen. Jalneti aktiviert die schleimabsondernden Zellen des Nasengangs. Aus diesem Grund überkommt Sie möglicherweise vorübergehend das Gefühl, eine leichte Erkältung zu haben. Die Epithelzellen der Nasenschleimhaut werden durch diese Anwendung längerfristig so aktiviert, dass sie gegen Viren, Bakterien und verschmutzte Luft besser gewappnet sind. Nachdem Sie die Reinigung mit Jalneti vorgenommen haben, wird der eine oder die andere von Ihnen unter Umständen die Erfahrung machen, dass der Geruchssinn stark verbessert ist. Denn durch den Reinigungsprozess der Nasengänge mit Wasser werden zugleich die sensorischen Zellen aktiviert, und so wird man auf einmal sogar solcher Gerüche gewahr, die eigentlich kaum wahrnehmbar sind. Ebenso kann man Gerüche aus dem Innern des eigenen Körpers wahrnehmen.

Achtung: Es ist ratsam, sich diese Praxis von einem Lehrer beibringen zu lassen. Falls der Kopf sich nicht in der richtigen Position befindet, sodass das Wasser, der Schwerkraft folgend, von einem Nasenloch zum andern fließt, besteht die Gefahr, dass Wasser in die Luftröhre eindringt. Dies kann Atmungsprobleme und Husten hervorrufen.

- Die Inhalation von Wasserdampf mit ein paar Tropfen einer Mischung ätherischer Öle ist eine weitere wichtige Möglichkeit, für einen freien Nasengang zu sorgen. Die Einzelheiten dieser Methode werden im nächsten Abschnitt (*Vorbeugung gegen Risikofaktor 5*) beschrieben.
- Manche Menschen sind sich nicht bewusst, dass ihre Nasengänge partiell blockiert sind. Sie sollten daher mehrfach am Tag in schneller Folge ein paarmal durch die Nase einatmen, um sicherzustellen, dass dort die Atemwege frei sind.

VORBEUGUNG GEGEN RISIKOFAKTOR 5

Chronische Erkältung, übermäßige Schleimbildung im Kopfbereich und Nebenhöhlenentzündungen[3]

Zur Heilung und Vorbeugung von chronischer Erkältung und Sinusitis gibt es keine bessere Methode als die tägliche Anwendung von Jalneti (siehe Punkt 3 unter *Vorbeugung gegen Risikofaktor 4*). Jalneti öffnet allmählich die verstopften Nasengänge und der Schmerz infolge des in den Nebenhöhlen angesammelten Schleims lässt nach. Verwenden Sie für die Nasenspülung warmes Wasser. Es hilft, den angesammelten Schleim zu »schmelzen«, mit anderen Worten, ihn zu verflüssigen, und befördert ihn hinaus. Durch Jalneti entweicht Kapha aus dem Nasengang, es macht die Kanäle für Vata frei und hilft, das im Innern angesammelte Kapha aufzuweichen, zum Beispiel im Umfeld der Augen und im oberen Wangenbereich. Sie werden bemerken, dass nach regelmäßiger Anwendung von Jalneti beim anschließenden Schnäuzen der Nase dunkler alter Schleim austritt. Nach ein paar Tagen wird hingegen nur noch eine Flüssigkeit vorhanden und der durch die Sinusitis hervorgerufene Schmerz verschwunden sein.

Falls Ihre Nasenlöcher trocken sind, könnte warmes Wasser vielleicht ein wenig schmerzen. Tupfen Sie in diesem Fall vor der Jalneti-Behandlung etwas Ghee in die Nasenlöcher. Von Zeit zu Zeit sollten Sie für Jalneti auch eine lauwarme Mischung verwenden, die zu 50 Prozent aus reiner naturbelassener Milch und zu 50 Prozent aus Wasser besteht.

Im zweiten Teil der Sinusitis-Anwendung inhaliert man Wasserdampf, dem eine Mischung aus ätherischen Ölen hinzugefügt worden ist. Die Inhalation geht mit bestimmten Atemübungen einher, die auf den folgenden Seiten beschrieben werden. Verwenden Sie entweder eine im Handel angebotene Mischung ätherischer Öle oder lösen Sie eine kleine Menge eines schmerzlindernden Balsams in kochend heißem Wasser auf. Sie können aber auch eine eigene Inhalationsmischung herstellen. Dazu brauchen Sie folgende Zutaten:

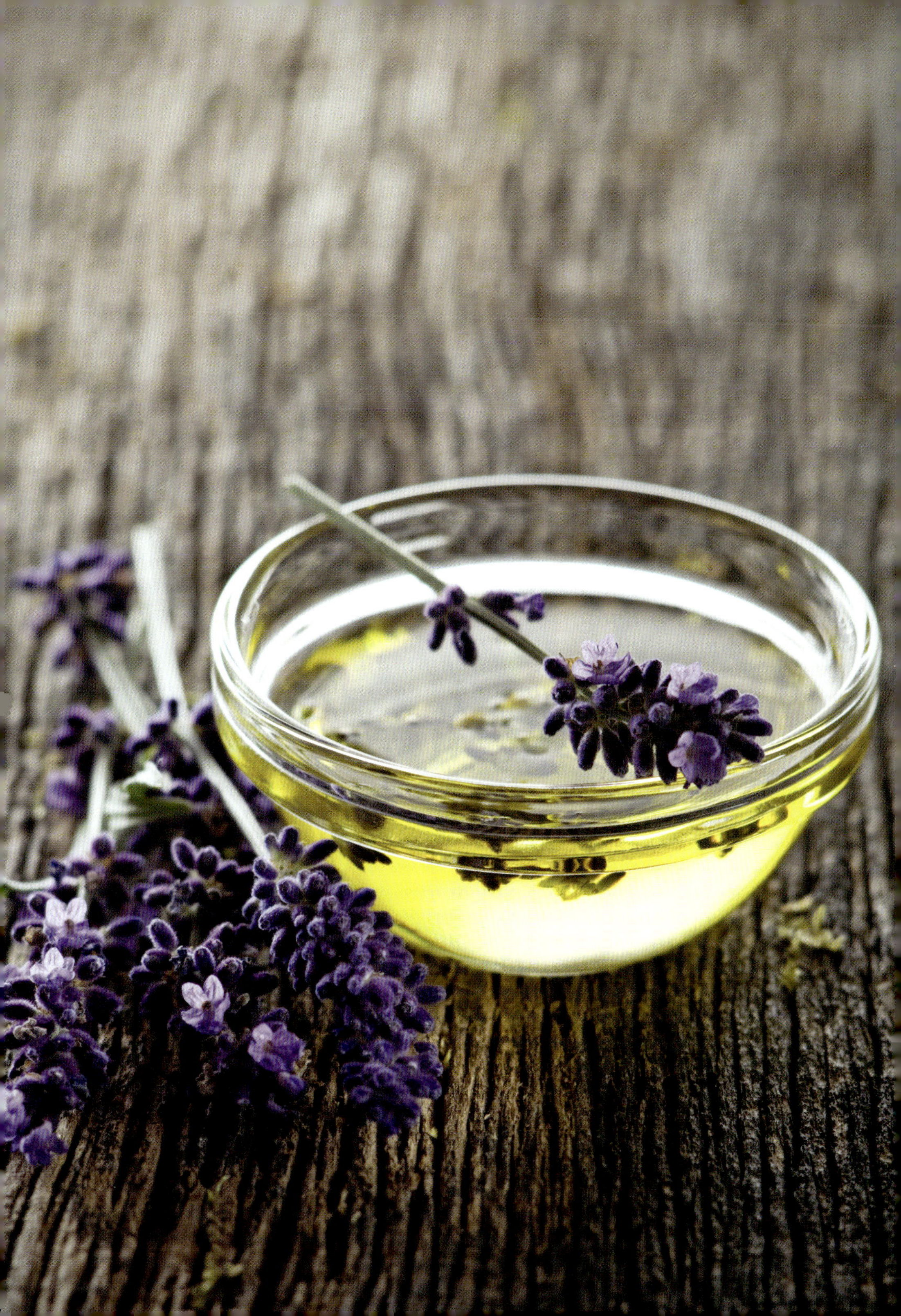

Eukalyptusöl	50 g
Citronella	50 g
Mentholkristalle	50 g
Fenchelöl	20 g
Kampfer	20 g
Lavendelöl	10 g

Vermischen Sie alle Zutaten miteinander und lassen Sie die Mixtur vor der Anwendung wenigstens eine Woche lang stehen. Schütteln Sie die Flasche drei- bis viermal täglich jeweils circa zehn Minuten lang. In einer gut verschlossenen dunklen Glas- oder Keramikflasche kann die Mischung jahrelang aufbewahrt werden (lagern Sie solche Öle nie in einer Plastikflasche). Verschließen Sie das Gefäß stets gleich nach Gebrauch, da ansonsten die Öle verdunsten. Verwenden Sie kleine Mengen dieses Ölvorrats für den täglichen Bedarf.

Anwendung

- Um die Sinusitis loszuwerden, sollten Sie regelmäßig solche Inhalationen vornehmen, indem Sie ein paar Tropfen der oben genannten Mixtur in kochend heißes Wasser träufeln. Verwenden Sie entweder ein Dampfinhalationsgerät (gemeinhin als »Gesichtssauna« bezeichnet) oder lassen Sie das Wasser bei niedriger Hitze in einem kleinen Topf köcheln.
- Fügen Sie einige Tropfen der Ölmischung hinzu und beginnen Sie mit der Inhalation, indem Sie die Dämpfe einatmen, sie genauer gesagt auf jede nur mögliche Weise in sich aufnehmen – sei es über die Nase oder den Mund. Das wird Ihnen erst einmal helfen, die Atemwege freizubekommen.
- Nehmen Sie, damit sich die Verstopfung in der Nase löst, einen tiefen Atemzug durch den Mund und versuchen Sie, durch die Nase auszuatmen. Nach und nach wird die Nase so von Schleim frei werden.
- Fügen Sie bei jedem Schritt der Inhalation zwei oder drei Tropfen des Öls hinzu.
- Atmen Sie, darin besteht der nächste Schritt, rhythmisch durch den Mund ein und durch die Nase aus. Umgekehrt atmen Sie anschließend durch die Nase ein und durch den Mund aus.
- Zwischendurch müssen Sie womöglich innehalten, um die Nase auszuschnauben und im Übermaß vor-

handenen Speichel auszuspucken, denn diese Inhalation aktiviert die Speicheldrüsen. Schnauben Sie die Nase so kräftig aus, dass der verfestigte alte Schleim hinausbefördert wird.

- Atmen Sie danach (wie bei Pranayama) über das eine Nasenloch ein, während Sie das andere verschlossen halten. Behalten Sie die Dämpfe ein, indem Sie beide Nasenlöcher verschließen. Atmen Sie anschließend über das andere Nasenloch aus und dann auf dem gleichen Weg wieder ein. Wiederholen Sie dies einige Male, damit der Durchgang zwischen den beiden Nasenlöchern frei wird. Indem Sie beide Nasenlöcher verschließen, gelangen die Dämpfe unweigerlich in die anderen Teile der Nasenhöhle.
- Im nächsten Schritt inhalieren Sie, so gut Sie können, durch die Nase oder den Mund. Dann halten Sie sich die Nase zu, schließen den Mund und versuchen, die Luft druckvoll auszustoßen. Da der Mund und die Nasenlöcher verschlossen sind, kommen die Dämpfe aufgrund des so aufgebauten Drucks gar nicht umhin, in die weiteren Bereiche des Kopfes vorzudringen. Unter Umständen werden Sie dabei in den Ohren eine Empfindung verspüren.
- Inhalieren Sie zu guter Letzt von den Dämpfen, so viel Sie nur können, schließen Sie den Mund, verschließen Sie die Nase, wie zuvor beschrieben, und beugen Sie sich nach hinten. Neigen Sie dann, noch in dieser Position, den Kopf zur Seite. Wiederholen Sie das mehrere Male. Auf diese Weise können die medizinisch wirksamen Dämpfe in verschiedene Teile des Kopfes gelangen.

Die Dämpfe mit den ätherischen Ölen haben ein hohes Durchdringungsvermögen. Den in den Nasenhöhlen feststeckenden Schleim können sie weicher machen und damit helfen, ihn hinauszubefördern. Auch können sie die Infektion heilen, indem sie ein für Viren und Bakterien äußerst ungünstiges Milieu schaffen, da einige der ätherischen Öle in der zuvor beschriebenen Mixtur antivirale, fungizide und antibiotische Eigenschaften haben. Um die Infektion vollständig loszuwerden, müssen Sie diese Anwendung allerdings regelmäßig vornehmen, da die Viren und Bakterien sich sehr

schnell vermehren. Legen Sie sich nach der Inhalation eine Weile hin und halten Sie sich warm.
Um die Nebenhöhlenprobleme restlos zu beseitigen, sollten Sie außerdem eine Behandlung mit Weizenmilch durchführen. Diese wird im achten Kapitel (*Nahrung und Hausmittel*) beschrieben.

VORBEUGUNG GEGEN RISIKOFAKTOR 6

Chronisches Ungleichgewicht der Luft- und Raumenergie im Körper (Vata)

Dies ist einer der wichtigsten zu Demenz führenden Risikofaktoren. Darum sollten Sie nichts unversucht lassen, die Vata-Energie im Gleichgewicht zu halten, um einer Demenz vorzubeugen. Am Ende dieses Abschnitts führe ich in einer Tabelle, die ich meinem Buch *Ayurveda: Der Weg des gesunden Lebens* entnommen habe, verschiedene Vata-Aspekte auf, damit Sie verstehen, welche Auswirkungen ein Vata-Ungleichgewicht hat, durch welche Faktoren es zustande kommt und wie es behandelt werden kann.

Vata ist seiner Natur nach trocken und kalt. Eben darum wird der Einsatz von Feuchtigkeit unter Einbeziehung von Fett beziehungsweise Öl empfohlen. Ein ständiges Vata-Ungleichgewicht ist schlecht für die Nerven: Es führt zu hektisch verlaufenden Denkprozessen, man lässt sich leicht ablenken und kann sich nicht konzentrieren, man wird nervös und instabil. Falls solche Symptome bei Ihnen auftreten, nehmen Sie sich ein paar Tage lang eine Auszeit von Ihren Aktivitäten. Im Folgenden finden Sie einige entscheidende Punkte, die Sie umgehend in die Tat umsetzen können, um ein Vata-Ungleichgewicht zu heilen:

- Halten Sie sich warm und setzen Sie sich keinem Luftzug aus, auch nicht im Sommer.
- Nehmen Sie keine kalten Getränke zu sich. Trinken Sie warmes, zuvor mit Kardamom aufgekochtes Wasser.
- Satter Ölauftrag auf Körper und Kopfhaut ist ein entscheidender Punkt, um ein Vata-Ungleichgewicht zu kurieren.
- Ein Dampfbad oder einfach ein sehr warmes Bad, nachdem Körper und

Kopfhaut reichlich eingeölt worden sind, und danach ausreichend Ruhe verschaffen große Entlastung.

- Trinken Sie Tee mit Ingwer, Kardamom, Basilikum, Pfeffer, Fenchelsamen, Koriandersamen und Süßholzwurzel. Kochen Sie dafür einen halben Teelöffel von dem aus diesen getrockneten Gewürzen gewonnenen Pulver in einem Liter Wasser auf. Falls Sie sich mit alldem nicht so recht auskennen, kann auch Ihr Apotheker diese Gewürzmischung für Sie zusammenstellen.
- Stellen Sie eine einfache Gewürzmischung her, die zu gleichen Teilen aus den folgenden fünf Zutaten besteht: Kreuzkümmel (Cumin), Ajwain (ein dem Thymian ähnelndes indisches Gewürz), Nigella (*Nigella sativa*, in indischen Läden außerhalb Indiens *Kalonji* genannt), Bockshornklee-Samen und Kresse-Samen. Zermahlen Sie die Zutaten und mischen Sie alles gut durch. Nehmen Sie davon einen halben Teelöffel am Morgen und einen halben am Abend, indem Sie das Pulver in den Mund geben und es mit ein wenig warmem Wasser hinunterschlucken. Nehmen Sie diese Mischung mindestens 15 Tage lang ein.
- Essen Sie stets warme Speisen in Kombination mit einer Suppe. Nehmen Sie Ihre Mahlzeiten pünktlich zu sich – und nur so viel, dass der Magen höchstens zu zwei Dritteln gefüllt ist. Naschen Sie nicht zwischendurch und essen Sie nie etwas, bevor die vorangegangene Mahlzeit verdaut ist.
- Halten Sie Ihr System sauber. Sorgen Sie, falls Sie eine Verstopfung haben, sogleich für Abhilfe: Trinken Sie vor dem Schlafengehen ein Glas heiße Milch und am Morgen heißes Wasser. Machen Sie Gymnastik, essen Sie viel Obst, Gemüse und fettreiche Kost. Behandeln Sie Verstopfungen durch eine Änderung Ihrer Lebensführung, statt Abführmittel zu schlucken.

Vata-Ungleichgewicht und Heilmaßnahmen

Merkmale von Vata-Dominanz	Faktoren für Vata-Ungleichgewicht	Symptome bei Vata-Ungleichgewicht	Behandlung
• Rege und betriebsam • körperlich schnell und beweglich • rasches Handeln • schnell ängstlich und anderweitig emotional • leicht reizbar • kann Kälte nicht vertragen und fröstelt leicht • hat dichtes Haar und starke Nägel • hervortretende Adern	• Fasten • körperliche Überanstrengung • Kälte • Faulheit • langes Aufbleiben • windiges Wetter • fortgeschrittenes Alter • Abend und späte Nacht • Genuss von überreifem Obst und nicht frisch zubereiteter Nahrung • Verletzungen • Blutverlust • zu viel Geschlechtsverkehr • Angstgefühle • falsche Körperhaltung • Unterdrückung natürlicher Triebkräfte • Schuldgefühle	• Steife und schmerzende Glieder • trockener Mund und schlechter Geschmack im Mund • Appetitlosigkeit • Magenverstimmung • trockene Haut • Müdigkeit • dunkler Stuhl • Schlaflosigkeit • Schmerzen im Schläfenbereich • Schwindelgefühl • Zittern • Gähnen • Schluckauf • allgemeines Unwohlsein • Delirium • blasser Teint • in sich gekehrtes und schüchternes Verhalten	• Süße und saure therapeutische Maßnahmen, Vata-reduzierende Kost • Heißanwendungen • Einläufe • Ölanwendungen • Massagen • ausreichend Ruhe, Entspannung und Schlaf • ruhige Umgebung • aufheiternde Maßnahmen • Behandlung durch geeignete Ernährung und durch heilend wirkende Präparate

VORBEUGUNG GEGEN RISIKOFAKTOR 7

Allgemeine körperliche Schwäche, häufige Anfälle von Ermüdung und Erschöpfung

Wie Sie der Tabelle entnehmen können, zählt Müdigkeit zu den Symptomen eines Vata-Ungleichgewichts. Allerdings kann das Auftreten von Müdigkeit auch mit unzureichender Ernährung, mit mangelnder Verwertung der Nährstoffe und mit zu viel körperlicher Arbeit ohne ausreichende Ruhe zusammenhängen. Man sollte lernen, Müdigkeit zu akzeptieren, richtig essen und sich ausreichend Ruhe gönnen. Abgesehen davon sollte man auf Rasayanas, auf regenerierend wirkende Produkte, zurückgreifen, um die Immun- und Vitalkräfte des Körpers zu stärken. Einige Rezepte, mit denen sich solch eine Wirkung erzielen lässt, werden im letzten Kapitel dieses Buches beschrieben.

Um Müdigkeit muss man sich regelmäßig kümmern, damit sie gar nicht erst die Stufe von Erschöpfung oder Burnout erreicht. Im Ayurveda wird empfohlen, monatlich sechs Reinigungspraktiken vorzunehmen, um anschließend mit Rasayanas für eine bessere Immunabwehr und erhöhte Vitalität zu sorgen.[4]

VORBEUGUNG GEGEN RISIKOFAKTOR 8

Bluthochdruck

Bluthochdruck ist, wie bereits erwähnt, auf mancherlei Blockaden im Körper zurückzuführen. Blutdruckveränderungen können auch die Nebenwirkung einer allopathischen Medikamentenverordnung sein. Geben Sie sich alle Mühe, Ihren Blutdruck unter Kontrolle zu halten, und beginnen Sie nicht gleich, regelmäßig allopathische Medikamente einzunehmen, sobald Ihr Blutdruck ein wenig zu hoch ist. Kommen Sie erst einmal auf alternative Methoden und eine geregelte Ernährung zurück, um den Blutdruck zu stabilisieren. Ich nenne Ihnen an dieser Stelle ein paar grundlegende Maßnahmen und Vorkehrungen, die Sie dafür ergreifen können:

- Gönnen Sie sich Ruhe, wählen Sie geeignete, der Jahreszeit entsprechende Nahrungsmittel und flüssige Nahrung. Zu empfehlen ist frisch gepresster Fruchtsaft aus Karotten, Äpfeln, Granatäpfeln, Roter Bete, Orangen und dergleichen mehr. Verwenden Sie unterschiedliche Früchte nebst einer größeren Menge Möhren, damit der Saft nicht sauer ist. Spätestens eine halbe Stunde nach der Zubereitung sollte der frisch gepresste Saft getrunken werden, andernfalls bewirkt er ein Vata-Ungleichgewicht.

- Wenn Sie gesund sind und einen etwas zu hohen, nicht auf ein anderes Leiden zurückzuführenden Blutdruck haben, sollten Sie versuchen, diesen erhöhten Blutdruck durch Ihre Lebensführung, Ihre Ernährung und sanfte Heilmittel zu korrigieren. Nehmen Sie vor dem Schlafengehen, im Anschluss an eine Ölsättigungsmassage und ein sehr warmes Bad, ein mildes Abführmittel wie Sanus-Blätter oder etwas Ähnliches. Halten Sie sich nach dieser Behandlung an ganz einfache, mit regenerierend und ausgleichend wirkenden Gewürzen wie Kardamom, Kreuzkümmel, Fenchel, Ajwain, Thymian und Ähnlichem gekochte vegetarische Speisen und nehmen Sie von diesen nur moderat bemessene Portionen zu sich.
- Essen Sie Früchte wie Bananen, Papayas, Birnen, Datteln, süße Äpfel und Trauben und vermeiden Sie saure Früchte. Gönnen Sie sich genügend Ruhe und führen Sie ein diszipliniertes Leben mit geregelten Schlafenszeiten.
- Abgesehen von einer achtsamen Lebensführung können homöopathische Produkte helfen, einen erhöhten Blutdruck zu regulieren. Diacard ist ein deutsches Medikament, das sich zur Behandlung eines erhöhten Blutdrucks eignet. Ein guter Apotheker kann Ihnen bei der Auswahl eines homöopathischen Präparats zur Regulierung Ihres erhöhten Blutdrucks behilflich sein. Ich möchte nochmals darauf hinweisen, dass diese Empfehlungen sich auf die leichten, nicht jedoch auf schwere Fälle beziehen, denn die letztgenannten sind im Allgemeinen ein Symptom für eine anderweitig im Körper vorhandene Störung.

VORBEUGUNG GEGEN RISIKOFAKTOR 9

Häufiges Leiden unter geistiger Anspannung und einem Gefühl von Hilflosigkeit

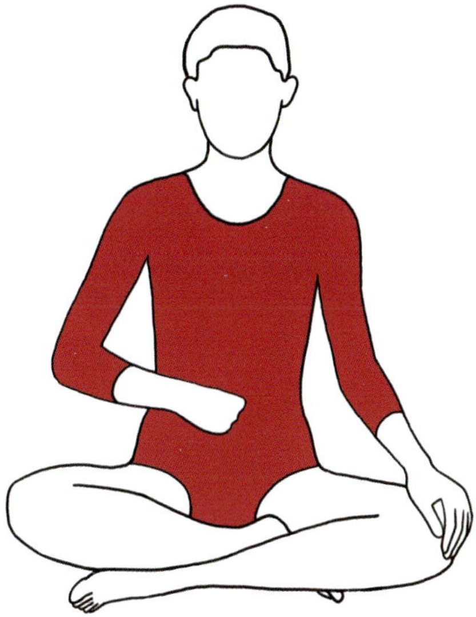

Anspannung und ein Gefühl von Hilflosigkeit sind Geisteszustände, die Sie selbst hervorgebracht haben. Darum sollten Sie unbedingt Methoden zur Stärkung des Geistes erlernen. Die folgenden *Dhyana*-Übungen, die yogischen Übungen für die innere Sammlung, sollten regelmäßig morgens nach dem Aufstehen und abends vor dem Schlafengehen jeweils ein paar Minuten lang praktiziert werden.

EINFÜHRUNG IN DHYANA

Widmen Sie sich über einige Monate hinweg regelmäßig den zuvor beschriebenen Atemübungen (*Pranayama* in *Vorbeugung gegen Risikofaktor 3*). Führen Sie, sobald der Atem ruhig und mühelos fließt, die Atemübungen in der Weise aus, dass Sie den Atem zum Bauchnabel hinschicken, während sich Ihre ganze Aufmerksamkeit auf diesen Punkt richtet. Legen Sie, wie in der nächsten Abbildung zu sehen, die vier Finger und den Daumen der rechten Hand aneinander und platzieren Sie diese auf dem Bauchnabel.

Üben Sie sich in dieser Praxis regelmäßig morgens und abends, und sei es auch nur für fünf Minuten. Falls Sie irgendwann in der Lage sind, die Aufmerksamkeit ununterbrochen auf dem Nabel ruhen zu lassen, sollten Sie die Übung durchführen können, auch ohne die Finger auf diesen Punkt zu legen. Regelmäßigkeit ist hierbei das A und O, da man in Dhyana nur ganz allmählich Fortschritte macht.

Der Dhyana-Praxis sollten Sie einen ebenso hohen Stellenwert einräumen wie dem täglich mindestens zweimaligen Zähneputzen. Machen Sie Dhyana zu einem festen Bestandteil Ihrer Lebensführung. Die innere Weisheit wird in Ihnen erwachen, Sie werden intuitive Kräfte entwickeln und Ihr Geist wird stark genug werden, sich dem Auf und Ab des Lebens stellen zu können.

VORBEUGUNG GEGEN RISIKOFAKTOR 10

Schocks und traumatische Erfahrungen

Wir erleben Schocks und machen traumatische Erfahrungen, weil wir mit vollkommen unerwarteten Situationen konfrontiert werden. Was könnte für Eltern ein größerer Schock sein, als ihr kleines Kind zu verlieren – oder für ein Kind der Verlust der Mutter oder des Vaters? Krankheit, Unfall und Naturkatastrophen sind weitere Gründe für Schocks und Trauma-Erfahrungen. Wir sollten unbedingt lernen, eine Einstellung zu entwickeln, mit der wir akzeptieren, dass das Leben unablässig Veränderung mit sich bringt und jederzeit etwas Unerwartetes geschehen kann. Wenn dies anderen widerfährt, sollten Sie daran denken, dass es Ihnen ebenso ergehen kann. Geraten Sie nicht in eine niedergeschmetterte Stimmung angesichts der Dinge, die sich im Leben ereignen. Kultivieren Sie den Gedanken, dass Sie in einer gegebenen Situation Ihr Möglichstes tun. Die Erfahrungen unseres gegenwärtigen Lebens sind das Ergebnis unseres früheren Karmas. Auf die Resultate, die sich aus den bereits ausgeführten karmisch wirksamen Handlungen ergeben, haben wir keinen Einfluss. Im Unterschied dazu halten wir, soweit es um unser jetziges Karma geht, die Zügel in der Hand. Und wir können uns darin üben, geistig so stabil und stark zu sein, dass die nachteiligen Auswirkungen vergangenen Karmas auf ein Minimum beschränkt bleiben und wir bessere Samen für die Zukunft säen. Vermitteln Sie diese Weisheit auch an Ihre Kinder weiter. Die eben beschriebene Dhyana-Praxis kann Ihnen helfen, sich diese Weisheit auf natürliche Weise zu eigen zu machen.

VORBEUGUNG GEGEN RISIKOFAKTOR 11

In der Vergangenheit verharren und Angst vor der Zukunft haben

Bleiben Sie nicht an negativen Erfahrungen haften, die Sie in der Vergangenheit gemacht haben, und zerbrechen Sie sich nicht den Kopf darüber, warum die betreffenden Geschehnisse stattgefunden haben. Wenn etwas Positives, das einmal da war, nicht mehr vorhanden ist, oder die Zeiten, in denen es Ihnen so richtig gut ging im Leben, vorüber sind, sollte Sie das nicht reuen. Sorgen Sie dafür, dass die Vergangenheit in Ihrem Leben keine Rolle mehr spielt, indem Sie Gelassenheit und innere Ruhe (Sattva) entwickeln. Lernen Sie, im gegenwärtigen Augenblick zu leben. Das Vergangene ist bereits vorüber und Sie können es nicht zurückholen. Die Gegenwart liegt in Ihren Händen und Sie können Ihre Energie und Ihren guten Willen aufwenden, das Bestmögliche aus ihr zu machen und, was eine gute Gesundheit und einen starken Geist anbelangt, in die eigene Zukunft zu investieren. Sich um die eigene Zukunft zu sorgen ist ebenso sinnlos, wie die Sterne am Firmament oder die Haare auf dem Kopf zählen zu wollen. Niemand kann die Zukunft vorhersagen, denn die Zukunft ergibt sich aus Ihrem gegenwärtigen Karma, aus Ihren aufgrund des sich entfaltenden Karmas der Vergangenheit erfolgenden Handlungen. Niemand vermag Ihr gegenwärtiges Karma vorherzusagen, und darin liegt Ihre Freiheit. Das verhindert ein vorbestimmtes Dasein. Und meines Erachtens macht gerade das die Schönheit des Lebens aus: unser Nichtwissen um die Beschaffenheit des nächsten Augenblicks. Lernen Sie, in einem entspannten Zustand zu verweilen. Üben Sie sich darin, im gegenwärtigen Augenblick zu leben. Säen Sie nicht den Samen für eine Erkrankung, indem Sie der Vergangenheit nachhängen oder sich über die noch unbekannte Zukunft Gedanken machen.

VORBEUGUNG GEGEN RISIKOFAKTOR 12

Sprunghaftigkeit des Denkens

Dieser Geisteszustand resultiert aus einem Übermaß an Rajas im Leben und aus einem Vata-Ungleichgewicht. Zwischen beidem besteht ein wechselseitiger Zusammenhang. Zu viel Rajas bewirkt ein Vata-Ungleichgewicht, während durch ein Vata-Ungleichgewicht ein hektischer Geisteszustand hervorgerufen wird. So verursacht ein Vata-Ungleichgewicht beispielsweise Verstopfung, und bleibt eine Verstopfung unbehandelt, führt sie zu geistiger Ruhelosigkeit, mangelnder geistiger Sammlung und üblen Träumen. Die erfolgreiche Behandlung der Verstopfung hat in solch einem Fall zur Folge, dass die oder der Betreffende sich körperlich und geistig befreit fühlt.

Pranayama, yogische Übungen und Körperhaltungen, Ölbehandlungen wie Champi (die Kopfmassage, siehe Kapitel 5), Shirodhara oder Shirobasti (siehe Kapitel 2, *Vorbeugung gegen mentale Störungen*), eine beschauliche Umgebung und sich wiederholende Mantra-Rezitation (*Japa*, siehe Kapitel 6) sind einige der Dinge, die dazu beitragen, dass Sie sich von sprunghaften Gedanken frei machen, und Ihnen zu einem erhöhten Sammlungsvermögen verhelfen.

5.
Sich von der Angst vor Demenz befreien

In den europäischen Medien war in den letzten Jahren bei unzähligen Gelegenheiten von Demenz die Rede. Zu einem Verständnis der Erkrankung und der ihr zugrunde liegenden Ursachen hat die Öffentlichkeit jedoch nur sehr eingeschränkt Zugang. Immer wiederkehrende Diskussionen über Demenz und ihre rasch voranschreitende Ausbreitung haben in der Öffentlichkeit ein Klima der Angst entstehen lassen. Sobald jemand etwas vergessen hat oder sich nicht unverzüglich an eine Begebenheit erinnert, macht er oder sie sich gern darüber lustig, mit den Worten: »Oh, ich glaube, ich werde dement!« Oder man zieht sich gegenseitig damit auf. Darin kommt ganz offenkundig Angst zum Ausdruck.

Hiermit möchte ich Ihnen Folgendes nahelegen: Sprechen Sie niemals den Namen dieser Krankheit aus, weder wenn es um Sie selbst, noch wenn es um einen Freund geht! Auch im Scherz sollten Sie das nicht tun. In der vedischen Überlieferung glauben wir an die Kraft von Worten in Form von Mantras, und wir glauben, dass diese Kraft durch Wiederholung weiter zunimmt. Darum wird stets empfohlen, üble und unwillkommene Dinge nie auszusprechen.

Um sich von der Angst zu befreien, sind folgenden Informationen und Tipps hilfreich:

- Hier und da ein paar Dinge zu vergessen ist ein normaler menschlicher Vorgang, keineswegs ein Anzeichen für Demenz. Infolge von Ermüdung, Erschöpfung, Angst oder übermäßigem Arbeitsdruck kann solch eine Vergesslichkeit vorübergehend auftreten. Statt vor Demenz Angst zu haben, sollten Sie sich die nötige Erholung verschaffen, ange-

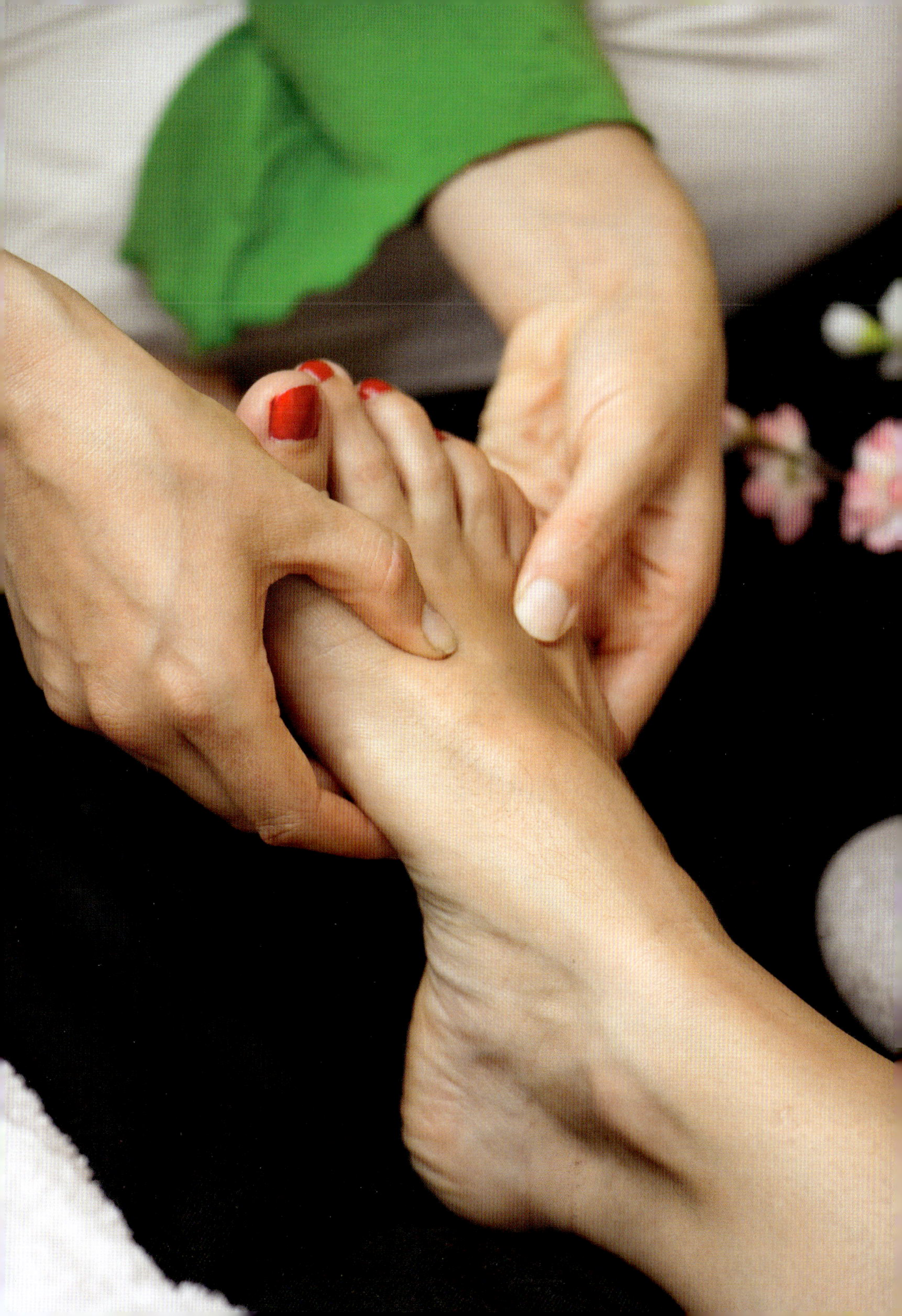

messen essen und sich in einer friedlichen Umgebung aufhalten.

- Champi (die Kopfmassage) und eine Ölsättigungsmassage, gefolgt von einem sehr warmen Bad, sorgen bei vorübergehend auftretender Vergesslichkeit sehr gut für Abhilfe: Tauchen Sie die Finger in Sesam-, Kokos- oder Olivenöl oder in ein medizinisches Champi-Öl und reiben Sie damit die Kopfhaut kräftig ein. Massieren Sie von allen Seiten, bis die Kopfhaut vollständig mit Öl gesättigt ist. Anschließend sollten Sie die Massagebewegungen schneller und mit erhöhtem Druck ausführen. Ruhen Sie sich danach unbedingt etwas aus.
- Die Druckpunkte für Gehirn und Nerven liegen auf den Daumen und den Zehen. Massieren Sie diese mit Öl: Der Druck sollte dabei auf die Daumen- und Zehenwurzeln ausgeübt werden; dann massieren Sie Hände und Füße komplett mit Öl und tauchen diese danach etwa zehn Minuten in sehr warmes Wasser.
- Lassen Sie sich die Schultern und den Nacken massieren und beachten Sie auch die entsprechenden Übungen im vorangegangenen Kapitel (*Vorbeugung gegen Risikofaktor 2*). Zur Entspannung der Nerven und Blutgefäße sollten dabei die beiden Punkte rechts und links der Wirbelsäule, gleich unter dem Schädel gedrückt werden.
- Eine Ölmassage im Bereich der Schläfen und der Ohren sowie das Drücken des gesamten Ohrläppchens verschafft bei mentaler Müdigkeit Erleichterung und hilft Ihnen, die Geisteskraft zurückzugewinnen.
- Beschließen Sie, bis ans Ende Ihrer Tage gesund und weise zu bleiben – nicht krank und senil zu werden!
- Fassen Sie, wann immer Sie mit Demenz konfrontiert werden, den Entschluss, dass Sie ihr nicht zum Opfer fallen, sondern den nötigen Willen aufbringen, alle erforderlichen Präventionsmaßnahmen zu ergreifen und Ihren Geist gesund und munter zu erhalten. Falls Sie sich beunruhigt fühlen, sollten Sie ein paar Pranayama-Übungen wie *Dhaukani* oder *Kapalabhati* (siehe nachfolgende Beschreibung) durchführen, damit die Angst verfliegt. Üben Sie sich in Japa (der Mantra-Rezitation), damit das Licht der Seele den Geist erhellt.

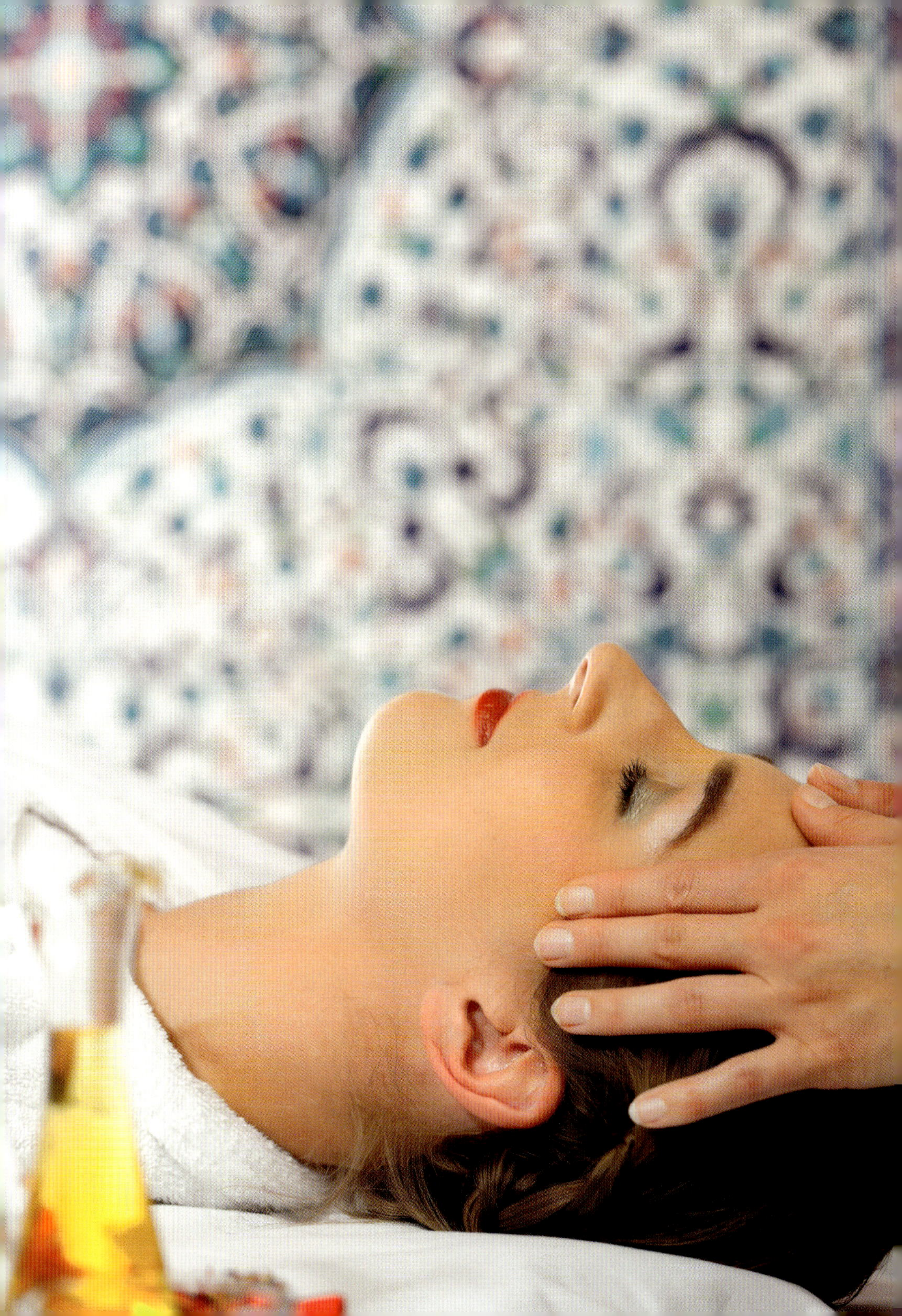

DHAUKANI-PRANAYAMA

Dhaukani bedeutet »Blasebalg«. Mithilfe dieses Geräts kann man ein Feuer höchst wirkungsvoll anfachen. Die gleichlautende Atemübung beinhaltet, den Atem kraftvoll und in einem Zug auszustoßen. Bei dieser Übung imitieren Sie also mit Ihrem Atem die Funktion eines Blasebalgs.

- Sitzen Sie mit überkreuzten Beinen oder auf einem Stuhl. Atmen Sie eine geringe Menge Luft ein und ziehen Sie zugleich Ihre Zwerchfellmuskeln so weit wie möglich ein.
- Atmen Sie dann die Luft kraftvoll aus. Während Sie das tun, werden Ihre Zwerchfellmuskeln sich wieder entspannen und so ganz von allein in die Ausgangsposition zurückkehren. Bewegen Sie bei diesem Vorgang weder die Schultern noch andere Teile des Körpers.
- Wiederholen Sie die Übung im Verlauf mehrerer Tage, bis Ihnen die Durchführung keinerlei Mühe mehr bereitet.

Praktizieren Sie diese Übung erst drei Stunden nach dem Essen.

Achtung: Diese Praxis sollte nicht von Menschen geübt werden, die unter Asthma, anderweitigen Atemproblemen, Schwäche oder Anämie leiden.

KAPALABHATI-PRANAYAMA

Die Pranayama-Übung namens Kapalabhati bezeichnet ein schnelles Einatmen in die Kopfregion.

- Setzen Sie sich bequem hin, vorzugsweise mit überkreuzten Beinen entweder auf den Boden oder auf einen Stuhl. Fangen Sie an, so zu atmen, als würden Sie die Atemluft zum Kopf hinaufziehen. Schnelles Atmen und die Prana-Energie in den Bereich des Kopfes leiten – darin besteht Kapalabhati.
- Atmen Sie die Luft mit großer Kraft ein und stoßen Sie sie ebenso kraftvoll wieder aus.
- Wiederholen Sie das im Rahmen Ihrer persönlichen Möglichkeiten. Fügen Sie, falls Sie dabei Probleme haben, zwischendurch einige normale Atemzüge ein.

Achtung: Führen Sie diese Übung nicht durch, wenn Ihnen unwohl ist, Sie krank oder anämisch sind. Sollten Sie sich schwindelig fühlen, setzen Sie die Übung nicht fort!

6.
Mit yogischen Methoden gegen Senilität angehen

Dem Yoga-Guru Patanjali zufolge gibt es fünf geistige Wandlungszustände, fünf Geistesmodifikationen, die entweder leidvoll (*klesha*) oder nicht leidvoll (*aklesha*) sein können:

- Klarheit aufgrund von unmittelbarer Wahrnehmung
- falsches Verstehen
- die Kraft der Vorstellung
- Schlaf
- Erinnerung

Diese fünf Wandlungszustände beziehungsweise Aktivitäten können uns also entweder Leid bringen oder auch nicht. Tatsächlich werden jedoch all diese Zustände unter der Kategorie »leidvoll« zusammengefasst, gleichgültig ob sie uns im gewöhnlichen weltlichen Verständnis Freude bereiten oder Leid bringen. In dieser unablässig dem Wandel unterworfenen dynamischen Welt haben die materiellen und sinnlichen Vergnügungen keinen Bestand, keine Konstanz. Ihre Veränderung bedeutet ebenfalls Leid. Aus Sicht eines Weisen oder eines Yoga-Adepten sind deshalb alle geistigen Wandlungszustände leidvoll. Nicht leidvoll sind im hier gegebenen Kontext lediglich diejenigen Geisteszustände, die uns zur Weisheit der Einsicht in unser wahres Selbst führen – der Seele im Unterschied zu dem hinfälligen, den Prozessen von Vergänglichkeit und Zerstörung unterliegenden physischen Selbst. Diese Weisheit beinhaltet, die Vergänglichkeit von allem zu erkennen, was um uns herum existiert, unser physisches Selbst inbegriffen. In dem Augenblick, in dem uns das wirklich klar wird, werden uns die weltlichen Begebenheiten und Geschehnisse nicht länger in Aufregung versetzen. Auf diese Weise machen wir uns eine ausgeglichene Sicht des Daseins zu eigen und sind nicht länger leicht zu beunruhigen. In diesem yogischen Geisteszustand lernen wir, das Leben so zu nehmen, wie es kommt. Nicht einmal schockierende Erlebnisse und traumatische Erfahrungen machen uns dann noch zu schaffen.

Ansonsten können Schocks und Trauma-Erfahrungen alle möglichen Leiden hervorrufen. Das verdeutlichen verschiedene Fallstudien zu schwerwiegenden Gesundheitsstörungen in der Folge von Schock und Trauma: Beispielsweise erlitt eine Frau eine Lähmung, als ihr Mann, der mit einer anderen Frau ankam, ihr erklärte, sie sei zu alt, um Kinder zu bekommen; er habe nun diese jüngere Partnerin gewählt, um mit ihr Kinder zu haben. In ähnlichen Fällen ist es zu einem Herzinfarkt und einer auf eine Schrumpfung des Stirnlappens zurückgehenden Demenz gekommen.

Indem wir ein Leben ohne Erwartungen führen und das »Unerwartete« mit ruhigem Gemüt annehmen, stärken wir den Geist und können uns vor den schädlichen Auswirkungen bewahren, die das Verdrängen auf das Gehirn und die Nerven hat. Für viele von Ihnen ist das vielleicht eine neue und ganz andersartig anmutende Lebensphilosophie. Um diese Geistesschulung geht es jedenfalls im Kontext einer yogischen Lebensführung, damit der Geist in allen erdenklichen Situationen stabil bleibt. Solch eine geistige Stabilität wird durch ein permanentes Bemühen um ebendiese Stabilität und durch die entsprechende Schulung erreicht. Leidvolle Geisteszustände sind frustrierend und machen unglücklich. Man wird zu einem frustrierten Menschen und letzten Endes zum Opfer von geistigen und körperlichen Gesundheitsstörungen.

ein leidvoller Geisteszustand

↓

Unzufriedenheit

↓

ein unglücklicher Daseinszustand

↓

geistige und körperliche Gesundheitsstörungen

Unbedingt sollten wir lernen, dass das Leben nicht einer gleichbleibenden, absehbaren Formel folgt. Jederzeit kann alles geschehen. Die Dinge des Lebens richten sich nicht nach unseren Wünschen. Wir müssen lernen, die Geschehnisse in der Welt so zu akzeptieren, wie sie sich abspielen. Unbedingt sollten wir unseren Geist darin schulen, ein Gefühl von Zufriedenheit zu erlangen. Das bedeutet jedoch keineswegs, dass wir passiv sein sollen. Gemäß dem yogischen Denken sollte man nach besten Kräften tun, was zu tun ansteht, ohne bestimmte Resultate zu erwarten. Solch ein Geisteszustand verleiht einem in der Tat außerordentliche Stärke, sodass die Dinge ganz von allein reibungslos laufen.

Wer ein Gefühl von Zufriedenheit erlangt hat und akzeptiert, wie die Wirklichkeit, wie die Dynamik des Lebens sich entfaltet, verweilt in einem glücklichen Geisteszustand. Ein glücklicher Geisteszustand ist als solcher ein Heiler und beugt Erkrankungen vor. Lernen Sie, jeden Augenblick des Lebens zu feiern, und versuchen Sie, sämtlichen Situationen etwas Positives abzugewinnen. An Geistesschulung herrscht in der heutigen Welt Mangel – solche einfachen Dinge sollte man den Kindern überall auf der Welt beibringen.

Geistesstabilität kann uns vor mentalen Störungen und Problemen bewahren. Charaka hat die psychischen und mentalen Leiden sehr schön definiert: Sie sind auf unerfüllte Wünsche zurückzuführen und sie beinhalten eine Konfrontation mit dem Unerwünschten. Falls wir zu viele Wünsche und Begierden haben, bleiben diese möglicherweise in größerer Zahl unerfüllt. Das führt zu Frustration und wird so zum Ausgangspunkt für geistige Störungen und Probleme. Ebenso wenig sollten wir jedoch immer weiter mit dem Unerwünschten leben. Entweder sollten wir jede nur mögliche Anstrengung unternehmen, aus der unerwünschten Situation herauszukommen, oder aber lernen, sie zu akzeptieren.

Der yogischen Denkweise zufolge sollten wir uns darin üben, das Leben wie ein Zuschauer zu betrachten. Ein Zuschauer ist nicht dasselbe wie ein (innerlich teilnehmender) Beobachter. Als Zuschauer ist man nicht in das Schauspiel des Lebens verstrickt. Mit dieser Lebensphilosophie werden wir nicht zum Opfer geistiger und physischer Störungen – auch nicht derjenigen, die zu Demenz führen.

Um den Geist zu stärken, müssen wir ihm Ruhe gönnen und uns bewusst bemühen, den geistigen Wandlungsprozess von Zeit zu Zeit zum Stillstand kommen zu lassen. Gelingt uns das, erleben wir einen Zustand yogischer Glückseligkeit (*Ananda*). Krishna hat Arjuna gegenüber in der Bhagavad Gita eindringlich den hohen Stellenwert des Yoga hervorgehoben. Und Arjuna äußert sich bezüglich der von Krishna erhaltenen Unterweisungen wie folgt:

»Den Yoga, den du so redegewandt dargelegt hast, halte ich aufgrund der unablässig sich ändernden Beschaffenheit des Geistes für nicht praktikabel. Der Geist ist sehr unstet, aufgewühlt, ausdauernd und stark. Ihn zügeln zu wollen scheint mir daher ebenso wenig durchführbar wie der Versuch, den Wind unter Kontrolle zu bringen.«

In Krishnas Antwort findet man zwei Schlüsselbegriffe für die Zügelung des Geistes: unermüdliche Übung und Distanziertheit. Auch Patanjali hat erklärt, den geistigen Wandlungszuständen solle man durch nimmermüde Praxis und durch Leidenschaftslosigkeit entgegenwirken. Für unsere Zwecke im gegenwärtigen Kontext hilft uns Japa, die Übung der Mantra-Rezitation, einen vom Denken freien Geisteszustand zu erreichen. In dieser Praxis sollten Sie sich, das Ziel fest im Blick, regelmäßig üben.

JAPA, DIE MANTRA-REZITATION[1]

Nehmen Sie OM, das kürzeste Mantra. Es wird mit langem, weichem, offenem O gesprochen und endet mit einem langen, nasalen M. Verwenden Sie eine mit 108 Perlen bestückte Mala (eine Gebetskette) und sprechen Sie bei jeder Perle das Mantra. Rezitieren Sie drei Malas am Morgen und drei am Abend beziehungsweise vor dem Schlafengehen. Üben Sie sich regelmäßig in dieser Praxis, stets bestrebt, sich auf den Klang und die Form, die bildliche Darstellung, von OM zu konzentrieren. Diese repräsentieren die Erscheinungswelt der Farben und Formen. All die Farben und Formen lösen sich indes in eine letztgültige Wirklichkeit auf – in den *Purusha*, die Weltseele.

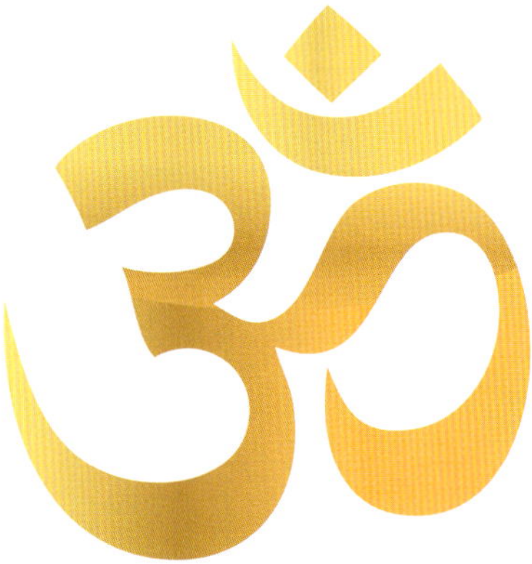

Gehen Sie, um das Mantra OM zu erlernen, Schritt für Schritt wie folgt vor:

1. Setzen Sie sich mit überkreuzten Beinen oder in einer anderen bequemen Position auf den Boden oder einen Stuhl. Achten Sie darauf, dass der Rücken/die Wirbelsäule möglichst gerade ist, und nehmen Sie einen tiefen Atemzug. Halten Sie für einen Augenblick inne und lassen Sie den Atem dann ganz allmählich wieder ausströmen. Stellen Sie sicher, dass der Atem in einer weichen Bewegung ausströmt und die Atmung nicht stockt. Wiederholen Sie diesen Vorgang mindestens fünf Atemzüge lang.
2. Nun nochmals der gleiche Schritt wie zuvor – nur dass Sie diesmal den Atem mit einem Laut entweichen lassen, der aus dem unteren Kehlbereich kommt. Das ist aber noch nicht der angestrebte Klang von O... . Achten Sie darauf, die Atemübung mit geschlossenem Mund durchzuführen. Wiederholen Sie diesen Schritt wiederum mindestens fünfmal.
3. Atmen Sie tief ein und rufen Sie, während Sie die Atemluft langsam ausströmen lassen, den Klang O... hervor, der nun aus dem oberen Teil der Kehle kommt. Im Verlauf dieses Prozesses werden Ihre Lippen sich leicht öffnen und kräuseln. Wiederholen Sie das Ganze ebenfalls fünfmal.
4. Beginnen Sie, um das ganze OM zu singen, jetzt mit Schritt drei und transformieren Sie am Ende von O... diesen Laut nach und nach in ein nasales M. Der Klang von M sollte zum Kopf emporsteigen.

7.
Stärke und Reinheit des Geistes als Demenz-Prävention

Ein reiner Geist ist ein von den Leid verursachenden Trübungen, den *Kleshas*, freier Geist. Damit der Geist nicht länger getrübt ist, müssen wir bestrebt sein, die geistigen Wandlungsprozesse in der Weise zu unterbinden, wie im letzten Kapitel erläutert. Es geht also einfach darum, den Geist immer wieder für kurze Zeit zur Ruhe kommen zu lassen. Pausenlos füttern die Sinne den Geist mit neuen Informationen über die Erscheinungswelt. Und im Zusammenwirken mit den zuvor in Form von Erinnerungen gespeicherten Kenntnissen entstehen im Geist immer wieder neue Gedankenketten. Teilweise sind die Sinne im Schlaf zwar von der Außenwelt abgeschlossen, sodass den Geist nun keine neuen Informationen mehr erreichen. Die zuvor in Form von Erinnerung gespeicherten Informationen werden allerdings nach wie vor weiterverarbeitet, selbst im Schlaf. Nie gelangt der Geist also zu einem Stillstand. Während wir schlafen, findet er zwar bedingt zur Ruhe. Wirkliche Ruhe wird ihm jedoch erst zuteil, wenn wir die Kette der Gedanken sprengen und ihn in eine Art Leerlaufphase eintreten lassen. Dazu müssen wir die Sinne von ihrem jeweiligen Gegenstand in der Erscheinungswelt abwenden, die Verkettung der Gedanken unterbrechen und den Geist in die Reinheit der ihm eigenen Natur eintauchen lassen.

Reinheit und Stärke des Geistes gehen Hand in Hand. Wie das? Durch die Sinne, erklären die yogischen Weisen, wird der Geist vollständig in die Welt verstrickt. Wenn man ihn hingegen in den oben genannten Leerlaufzustand eintreten und so zur Ruhe kommen lässt, kann er in die Energie der Seele eintauchen. Die Seele ist reine Energie und der Grund des Daseins. Indem wir uns immer wieder in innerer Sammlung üben, können wir dieses Ziel erreichen: Wir können den Geist von Zeit zu Zeit zur Ruhe kommen lassen und ihn dadurch stärken.

Auf einer höheren Ebene als derjenigen des Geistes, auf der Ebene von *Mati*, werden anhand der verarbeiteten Informationen die Gedanken formuliert. Auf einer noch höheren Ebene ist *Buddhi* angesiedelt: das Unterscheidungsvermögen, der Intellekt. Und auf der höchsten Ebene schließlich die Seele: der Seinsgrund und das wahre Selbst eines Menschen. Nachfolgend finden Sie eine grafische Darstellung dieser Aufteilung in Sinne, Geist und Seele. Ohne die Ausstrahlungen der Seele können der Körper, der Geist, die Gedankenformulierung und der Intellekt weder existieren noch funktionieren.

In einem nicht in die Erscheinungswelt verstrickten Zustand verweilt der Geist in seiner reinen Form: in einem Zustand von Sattva, von Ruhe. Sattva ist ein ausgleichend wirkender Faktor für Rajas und Tamas, jene beiden charakteristischen Merkmale des Geistes, die unseren Alltag dominieren. Von einem Zustand der Hyperaktivität im Lauf des Tages gehen wir in einen Zustand der Müdigkeit über, in dem Körper und Geist in einen Trägheitszustand (Tamas) verfallen. In unsere Handlungen (Rajas) sollten wir Sattva miteinbeziehen, damit wir unsere Vorhaben in die Tat umsetzen können, ohne die Sinne und den Geist zu unterdrücken. Solch eine Unterdrückung der Sinne und des Geistes, über eine längere Zeitspanne gewohnheitsmäßig vollzogen, wird letzten Endes zum Ausgangspunkt für physische und mentale Störungen. Charaka hat die Bedeutung von Sattva vor 2600 Jahren folgendermaßen beschrieben:

»Durch Sattva geprägte Menschen haben ein gutes Gedächtnis und Hingabe, sie sind dankbar, gelehrt, rein, mutig, geschickt, entschlossen, tapfere

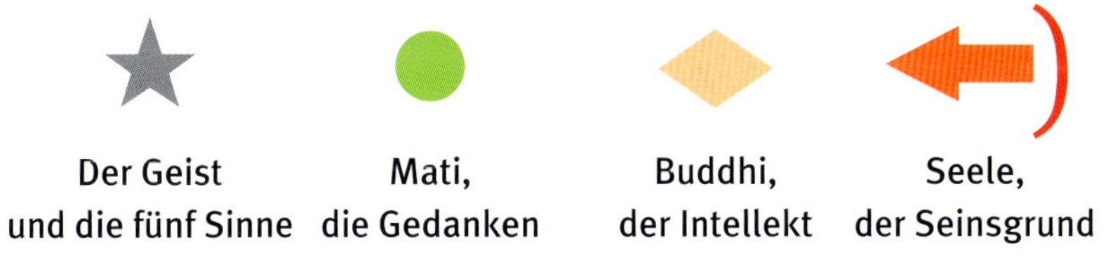

Kämpfer in der Schlacht, von Besorgnis frei, zielstrebig, sind ernsthaft, was ihren Intellekt und ihre Aktivitäten anbelangt, und sie widmen sich verdienstvollen Handlungen.«[1]

Einen Sattva-Geisteszustand erreicht man nicht, indem man sich theoretische Kenntnisse darüber aneignet, wie man innerlich zur Ruhe kommt und einen von Gedanken unbeschwerten Geisteszustand aufrechterhält. Vielmehr stellt er sich erst durch eine ganz allmählich vonstattengehende Schulung des Geistes ein. Indem Sie die hier aufgeführten praktischen Ratschläge im Alltag in die Tat umsetzen, lernen Sie, ein von Sattva getragenes Leben zu führen:

- Wenden Sie sich morgens nach dem Aufstehen in Richtung Osten und erklären Sie der Sonne mit ein paar Worten Ihre Dankbarkeit. Etwa so: »Sonne, ich danke dir, dass du mir einen weiteren Tag meines Lebens schenkst.« Erbitten Sie ihren Segen, auf dass all Ihre Sinne bis ans Ende Ihrer Tage intakt bleiben und Sie ein langes, erfülltes Leben führen können.
- Wenn Sie duschen oder ein Bad nehmen, sollten Sie das mit Achtsamkeit tun. Bringen Sie den Wunsch zum Ausdruck, dass Sie beim Abwaschen der äußeren körperlichen Verschmutzungen zugleich auch die inneren Verunreinigungen entfernen, den Geist läutern sowie innerlich zu Frieden und Harmonie gelangen möchten. Sollten Sie Schmerzen, eine Funktionsstörung oder anderweitige Probleme irgendwo im Körper haben, dann richten Sie die Aufmerksamkeit auf das fließende Wasser und formulieren Sie für sich den Wunsch, das Wasser möge dieses Problem davontragen: Möge zugleich mit dem am Körper haftenden Schmutz diese gesundheitliche Beeinträchtigung fortgespült werden und im Abfluss verschwinden.
- Atmen Sie vor Beginn jeder Mahlzeit fünfmal tief durch. Richten Sie dabei die Aufmerksamkeit auf Ihren Bauchnabel.
- Halten Sie Ihr Umfeld sauber und geordnet. Sammeln Sie keine unnützen Dinge an. In Arbeits- und Wohnräumen, die zu sehr vollgepackt sind, entsteht eine tamasi-

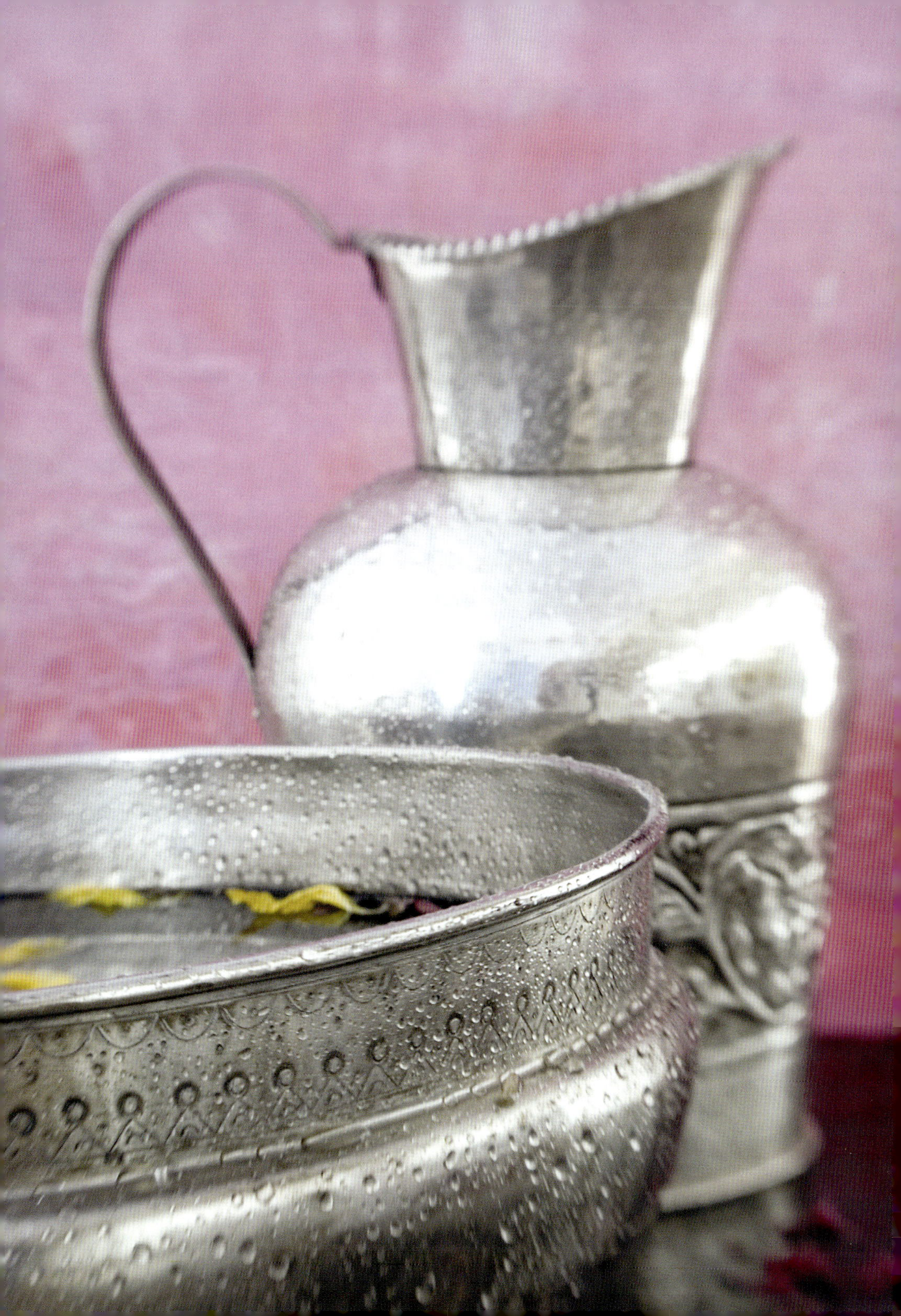

sche Energie, die Sie in der Entfaltung Ihrer geistigen Fähigkeiten behindert. Manche Menschen heben beispielsweise allerlei Druckerzeugnisse auf – in der Annahme, dass sie später zum Lesen kommen. Dann vergeht die Zeit, mitunter Jahre, und sie werden zu einem Staubfänger. Andere Menschen horten alles Mögliche, was mit ihren Hobbys zu tun hat. Wieder andere werfen ihre abgetragene alte Kleidung nicht fort. Aber auf alten Sachen, die sich nicht in Gebrauch befinden, setzt sich allmählich Staub ab und übt auf das Umfeld des oder der Betreffenden eine erstickende Wirkung aus. Nehmen Sie sich die Zeit, unnützes Zeug wegzuwerfen und für Klarheit und Reinlichkeit in Ihrem Umfeld zu sorgen.

- Bevor Sie aus dem Haus gehen oder den Motor Ihres Wagens starten, um sich ans Tagewerk zu begeben, sollten Sie stets einige Male tief durchatmen und etwas Ihnen Heiliges berühren, etwas aus reinem Silber oder Kristall oder etwas Vergleichbares. Lassen Sie während des Autofahrens nie in Ihrer Aufmerksamkeit nach, atmen Sie zwischendurch von Zeit zu Zeit ein paarmal tief durch und senden Sie die Prana-Energie in die Kopfregion.
- Richten Sie im weiteren Verlauf des Tages ähnliche Verschnaufpausen ein. Senden Sie die Prana-Energie dann jedes Mal zum Kopf und zu den verschiedenen Sinnesorganen. Das erfordert lediglich alle ein oder zwei Stunden zwei bis drei Atemzüge. Ein zusätzlicher Zeitaufwand ist dafür nicht erforderlich.
- Verlieren Sie, wann immer Sie einen Gefühlsausbruch haben, dabei nie den Kontakt zu sich selbst. Anders ausgedrückt: Schauen Sie sich selbst zu, wie Sie dieser Aktivität nachgehen. Verstricken Sie sich nicht komplett darin. Jederzeit sollten Sie noch in der Lage sein, sich dabei zu beobachten, wie Sie wütend oder eifersüchtig werden, wie Sie sich selbst bemitleiden und dergleichen mehr. Auf diese Weise werden Sie Ihre tamasischen Gedanken immerhin bis zu einem gewissen Grad unter Kontrolle halten können.
- Bringen Sie sich vor dem Schlafengehen mit der Nachtenergie in Ein-

klang. Wünschen Sie sich, dass Sie einen tiefen, von Rajas und Tamas freien Schlaf haben werden. Solch einen Schlafzustand, in dem die innere Stille vorherrscht und den man erreicht, nachdem man Pranayama praktiziert hat und indem man sich in Japa übt, bezeichnet man als *Yoganidra*. Mithilfe von Yoganidra kann man innerhalb weniger Stunden Schlaf besser ausgeruht sein.

Samen für Anti-Sattva sind in einem Geisteszustand der Unzufriedenheit angelegt, in Asantosha. Geben Sie sich alle erdenkliche Mühe, einen zufriedenen Geisteszustand (Santosha) zu erzielen. Denken Sie an das, was Sie haben, statt an das, was Sie nicht haben. Mit Santosha können wir einen Sattva-Geisteszustand erreichen und ein friedliches Leben führen. In dem Moment, in dem Sie einen Santosha-Geisteszustand erreichen, sind Sie frei von Konkurrenzdenken, von Gedanken der Eifersucht, Gier, Wut und des Anhaftens. Ebendiese tamasischen Eigenschaften behindern uns in unserer Entwicklung und haben negative Auswirkungen auf den Geist. Bedingt durch ihre Gier führen viele Menschen ein äußerst stressbelastetes Leben. In ihrem Streben nach mehr Geld, Macht und nach Gütern, die für mehr Komfort sorgen sollen, vergessen sie zu leben. Alles Mögliche können sie erreichen, bloß keinen inneren Frieden und kein Glück. Solche Faktoren tragen zu zahlreichen Erkrankungen bei. Im Verlauf dieses Prozesses kommt es zu einer Überbeanspruchung der Sinne und des Geistes, zu einer Unterdrückung des Lebens durch lebenswidrige Aktivitäten – und damit letzten Endes zu einer Unterdrückung jener großartigen Gaben, mit denen die Natur uns ausgestattet hat. Das aber zieht letzten Endes den menschlichen Geist in Mitleidenschaft. Indem wir uns eine andere Lebensführung zu eigen machen, mit Sattva leben, können wir nicht nur der Senilität entgehen, sondern auch unsere Lebensqualität erhöhen und weit mehr erreichen als mittels Unterdrückung und Stress, die den heutigen Lebensstil kennzeichnen.

8.
Vorbeugung durch Dosha-Ausgeglichenheit, Ernährung und Hausmittel

Unser Bestreben, auf allen Ebenen einen guten Gesundheitszustand zu wahren, um jeglicher Erkrankung vorzubeugen, ist der entscheidende Punkt. Denn wer nicht unter einer Erkrankung leidet, hat noch lange nicht automatisch eine gute Gesundheit. Im ganzheitlichen Sinn gesund ist ein geistig und körperlich ausgeglichener Mensch, der über ein hohes Maß an Energie verfügt. Das erfordert eine außerordentlich große Feinfühligkeit sich selbst gegenüber, und sobald eine Abweichung von jenem als »Gesundheit« zu bezeichnenden Bereich zu verzeichnen ist, sollte man unbedingt danach trachten, Körper und Geist unverzüglich wieder in ein Gleichgewicht zu bringen.

Heutzutage führen die Menschen ein von sich selbst und der Natur abgespaltenes Dasein. Fühlen sie sich unwohl, dann analysieren sie nicht die Ursachen dieses beeinträchtigten Wohlbefindens im Kontext ihrer Lebensführung und Ernährungsgewohnheiten. Vom eigenen Körper isoliert, fühlen sie sich nicht dafür verantwortlich, den Zustand des Unwohlseins in einen dynamischen Zustand zurückzuversetzen. Stattdessen verlassen sie sich auf das medizinische System, das nur den Menschen eine Hilfestellung anbietet, die durch zahlreiche Untersuchungen mit überaus komplizierten Diagnosegeräten objektivierbare Symptome aufweisen. Für denjenigen Zustand, in dem man sich allein aufgrund subjektiver Symptome unwohl fühlt, erhält man hier keine Hilfe.

DOSHA-AUSGEGLICHENHEIT

Solch ein Zustand, in dem man sich unwohl fühlt, so besagt die uralte Weisheit des Ayurveda, kommt gemeinhin dadurch zustande, dass der Körper, bedingt durch das Ungleichgewicht der drei Energien, der Doshas, sein fundamentales Gleichgewicht verloren hat. In dem Zustand weisen Sie zwar keine objektiven Krankheitssymptome auf, falls Sie ihm jedoch keine Beachtung schenken, wird er zum Ausgangspunkt eines Leidens. Um Erkrankungen vorzubeugen, ist daher unverzüglich eine Intervention zur Wiederherstellung des Gleichgewichts notwendig. Im Sprachgebrauch des Ayurveda bedeutet das: Aus dem Zustand von *Vikriti* (dem Zustand von Unwohlsein aufgrund des angesprochenen Ungleichgewichts) kehrt man in den Zustand von *Prakriti* zurück (in einen Zustand natürlicher Gesundheit, welcher auf der Ausgeglichenheit der drei Energien beruht). Unter normalen Umständen wird aus Vikriti ganz von allein wieder Prakriti – vorausgesetzt, wir leben in Einklang mit den Prinzipien der Natur.

In der Jugend stellt sich dieses Phänomen leichter ein als in der Kindheit oder im Alter. Wie schnell sich solch ein Prozess vollzieht, hängt vom Niveau Ihrer Grundenergie ab, im Ayurveda *Ojas* genannt. Ojas steht für die Immunität und die Vitalität des Körpers. Beides kann man durch den Verzehr bestimmter Nahrungs- und Nahrungsergänzungsmittel stärken. Im Folgenden fasse ich ein paar grundlegende Vorkehrungen zusammen, die Sie treffen sollten, damit Sie die Ausgeglichenheit der Energien im Körper aufrechterhalten und zugleich über mehr Vitalität und Immunstärke verfügen, um so Demenz und andere altersbezogene Erkrankungen zu vermeiden.

- Essen Sie pünktlich und regelmäßig nahrhafte Mahlzeiten und nehmen Sie zwischendurch nichts zu sich. Essen Sie nie so viel, dass Sie übersättigt sind, und nehmen Sie auch nie etwas zu sich, ehe die vorherige Mahlzeit verdaut ist. Trinken Sie *vor* dem Essen, jedoch nicht zum Essen, Wasser oder ein anderes appetitanregendes Getränk. Jede Mahlzeit sollte – mit verschiedenerlei Gemüse, Früchten, Getreide und Gewürzen – etwas Ganzheitliches sein. Die Mahlzeiten sollten warm und flüssig sein: Mindestens einmal am Tag sollte eine Suppe auf den Tisch kommen. Sie sollten sich nicht von kalten Speisen ernähren. Nehmen Sie Ihr Abendessen wenigstens zwei Stunden bevor Sie schlafen gehen zu sich und lassen Sie zwischen Abendessen und Frühstück zehn bis zwölf Stunden verstreichen.

- Legen Sie, um Ihrem System zu ein wenig Ruhe zu verhelfen, wöchentlich einen Halbfastentag ein. Nehmen Sie dann nur leichte Kost zu sich, ohne Salz und ohne Getreide. Essen Sie am Morgen oder zu Mittag Früchte, Nüsse, Joghurt oder Milch, am Abend einen gemischten Gemüseteller mit Kartoffeln. Meiden Sie an diesem Tag Zwiebeln, Knoblauch, Eier und Fleisch.
- Trinken Sie, um den Körper regelmäßig zu reinigen und zu entgiften, jeden Morgen gleich nach dem Aufstehen circa 300 ml heißes Wasser. Dies hilft Ihnen sicherzustellen, dass Sie mindestens einmal, besser noch zweimal täglich Stuhlgang haben. Zusätzlich sollten Sie hierfür morgens etwas Gymnastik machen und auch abends vor dem Abendessen heißes Wasser oder Tee trinken und anschließend versuchen, den Darm zu entlasten – Ihr Organismus wird sich nach einiger Zeit an diesen Rhythmus gewöhnen. Verwenden Sie, um Ihr System zu reinigen, einmal pro Monat in niedriger Dosierung ein mildes Abführmittel wie Sennes-Blätter (*Cassia angustifolia*). Nehmen Sie im Anschluss an solch eine Reinigung leichte Kost wie Möhren- oder Kürbissuppen und Grießspeisen zu sich, außerdem warme Getränke.
- Praktizieren Sie Yoga oder andere Arten von Gymnastik, oder unternehmen Sie, nachdem Sie morgens das heiße Wasser getrunken haben, einen Spaziergang. Eine zwölf verschiedene Positionen umfassende Yoga-Übung namens *Suryapranam*, zu Deutsch *Sonnengruß*, sollte zwölfmal am Tag durchgeführt werden. Dazu benötigt man nur ungefähr zwölf Minuten.
- Verwenden Sie verschiedene Öle, damit der Körper geschmeidig bleibt. Cremes schützen lediglich die Haut. Demgegenüber werden Öle in den Körper aufgenommen und stärken und kräftigen dadurch die Muskeln und Knochen. Eine Kopfmassage, Champi, einmal wöchentlich durchgeführt, trägt ganz

außerordentlich zur Beruhigung des Gehirns und der Nerven bei.

- Ein Dosha-Ungleichgewicht kann sich auch in einem bestimmten Teil des Körpers zeigen. Bekommen Sie zum Beispiel feuchte Hände und Füße, dann befindet sich Kapha im Ungleichgewicht. Trockenheit in einigen speziellen Körperpartien deutet auf ein Vata-Ungleichgewicht hin. Und wenn man an einem bestimmten Teil des Körpers schwitzt, zeugt das von einem Pitta-Ungleichgewicht. Hier in unserem Kontext gilt: Falls Sie an der Stirn leicht zu schwitzen beginnen und bei heißem Wetter ein Brennen verspüren, bedarf dies der Behandlung durch eine Einreibung, im Ayurveda *Lepa* genannt. Reiben Sie die Stirn mit einer Sandelholzpaste oder mit Heilerde ein. Neutrales (farbloses) Henna kann zu diesem Zweck ebenfalls verwendet werden. Stellen Sie aus einer der genannten Substanzen eine Paste her, tragen Sie diese auf die Stirn (oder auf einen anderen Körperteil, an dem Sie ein solches Brennen verspüren) auf. Belassen Sie die Paste mindestens 30 Minuten lang dort, bevor Sie sie abwaschen. Wiederholen Sie den Vorgang mehrmals täglich, bis das Problem behoben ist.
- Es ist wichtig, ein Rasayana, ein regenerierend wirkendes Produkt, zu verwenden, um über ein Höchstmaß an Energie und Vitalität zu verfügen. Auf den nächsten Seiten finden Sie einige Rezepturen dafür.
- Verringern Sie, sofern Sie übergewichtig sind, Ihre überschüssigen Pfunde durch Gymnastik und die Befolgung spezieller Ernährungsratschläge,[1] aber nicht, indem Sie industriell hergestellte Schlankheitsmittel einnehmen und hungrig bleiben. Denn das führt zu einem Ungleichgewicht der Doshas und verringert Ihre Widerstands- und Lebenskraft (Ojas).
- Zu guter Letzt, unternehmen Sie jegliche Anstrengung, zufrieden und glücklich zu sein. Bei Zufriedenheit und Glück haben wir es mit einem Geisteszustand zu tun, der nicht von unserem Hab und Gut abhängt. Unglücklich wird man durch eine starre und strenge Haltung. Sie sollten von einem Streben nach Glück beseelt sein. Nichts leichter

als das, wenn Sie einfach in die Natur hinausgehen und sich ihrer Schönheit hingeben. Lassen Sie sich durch den Gesang eines Vogels, durch die Pracht der Blumen im Garten oder im Wald, durch die Schönheit des Mondes und durch das strahlende Licht eines Sonnenaufgangs oder -untergangs beglücken. Versuchen Sie, auch in schwierigen Zeiten die guten Seiten des Lebens zu sehen und zu überlegen, welche Lebensweisheit Ihnen durch jene spezielle Herausforderung, mit der Sie gerade konfrontiert sind, vor Augen geführt wird. Die Ursachen für die meisten Gebrechen, so haben ayurvedische Weise schon vor vielen Jahrhunderten erklärt, liegen in einem Geisteszustand der Unzufriedenheit und Frustration. Unser Geisteszustand wirkt sich, wie bereits angesprochen, auf die Dosha-Ausgeglichenheit aus. Und eine Dosha-Unausgeglichenheit hat ihrerseits Auswirkungen auf den Geisteszustand. Um im Interesse der Gesundheit und des Wohlbefindens eine Dosha-Ausgeglichenheit zu wahren, müssen wir daher Körper und Geist gleichermaßen berücksichtigen.

NAHRUNG UND HAUSMITTEL

Grundlegend für Präventivmaßnahmen, die sich auf die Ernährung und auf Hausmittel beziehen, ist die Stärkung der Nerven und des Gehirns durch verschiedene Produkte. Als ich vor mehreren Jahrzehnten zum ersten Mal nach Europa gereist bin, waren hier Naturkostprodukte, Kräuter und Gewürze bloß in geringem Umfang verfügbar. Aus der Zeit meines Studiums in Paris habe ich noch in Erinnerung, dass exotische Lebensmittel damals lediglich in zwei sehr teuren Läden erhältlich waren. Seinerzeit gab es auch nur wenige Bioläden und Reformhäuser, und die hatten ebenfalls saftige Preise. Umso erstaunlicher, wenn man sich nun anschaut, wie viele der Gesundheit förderliche Produkte aus aller Welt und welch breites Sortiment exotischer Nahrungsmittel heutzutage in ganz normalen Läden zu durchaus vernünftigen Preisen verkauft werden. Unglücklicherweise fehlen vielen Menschen jedoch, soweit es um die spezifischen Eigenschaften dieser Produkte geht, die nötigen Kenntnisse.

Bei der Unterscheidung zwischen Nahrung und Medizin bewegt man sich im Ayurveda auf einem schmalen Grat. Zahlreiche Kräuter und Gewürze, die im Alltag Verwendung finden, kommen auch als vorbeugend wirkende Medizin oder als Heilmittel zum Einsatz. Als Heilmittel nimmt man sie, gemessen an ihrem kulinarischen Gebrauch, in höherer und präziserer Dosierung zu sich, außerdem in einer vorgeschriebenen Häufigkeit. Zum Zweck der Vorbeugung finden verschiedene Produkte entweder regelmäßig in niedriger Dosis Verwendung oder, abhängig von der Jahreszeit, in Form von Rezepten und Anwendungen verschiedener Art.

EIN PAAR WORTE ZU DEN PRODUKTEN

Wer von Ihnen mit Ayurveda nicht vertraut ist, sollte Folgendes wissen:

- Kaufen Sie keine bereits gemahlenen Zutaten. Mit einer Kaffee- oder Gewürzmühle können Sie die entsprechenden Bestandteile frisch zu Pulver vermahlen. Wenn gemahlene Zutaten über lange Zeit aufbewahrt werden, verlieren sie ihren Nährwert und ihre medizinischen Eigenschaften.
- Stellen Sie sicher, dass die Zutaten nicht alt sind. Frische Zutaten können Sie in indischen Lebensmittelläden finden, die weltweit verbreitet sind. Wenn nötig, können Sie diese Geschäfte über Google ausfindig machen oder im Telefonbuch nachschlagen.
- Falls Sie noch Schwierigkeiten damit haben und es Ihnen Mühe bereitet, sich selbst um das Mahlen und Zubereiten zu kümmern, bitten Sie doch Ihren Apotheker, Ihnen die Bestellung der Zutaten und die Zubereitung des Produktes abzunehmen. Ich weiß, dass deutsche Apotheker/innen dies tun.

KÜRBISKERNE

Die wertvollen Kürbiskerne aus Österreich und Ungarn (die schwarzen, die keine harte Samenschale haben) bekommt man für etwa 20,– Euro pro

Kilo. Ihre hier in unserem Kontext hervorstechendste Eigenschaft unter all den anderen ist die nerven- und gehirnstärkende Wirkung dieser Kerne. Die weißen Kürbiskerne erfüllen den gleichen Zweck, sind allerdings weniger wirkungsvoll als die schwarzen. Kürbiskernöl ist ebenfalls leicht erhältlich. In stark überhöhter Dosierung allerdings rufen die Samen oder das Öl im Körper extreme Hitze hervor, außerdem bekommen Sie Pickel, Haarausfall und eine Magenverstimmung.

Kürbis-, Melonen-, Wassermelonen- und Gurkenkerne, zu gleichen Teilen miteinander vermengt, werden in Nordwestindien landläufig als »vier fürs Gehirn« bezeichnet. Aufgrund ihrer Hitze spendenden (Pitta-verstärkenden) und das Gedächtnis fördernden Eigenschaften verzehrt man sie im Winter – dann sind sie oft Bestandteil zahlreicher Nachspeisen. Um es Ihnen möglichst einfach zu machen, beschränke ich mich bei den folgenden Anregungen auf die in Europa leicht erhältlichen Kürbiskerne.

KÜRBISKERNE

Dosierung: Die maximale Tagesdosis beträgt 15 bis 20 g. Das entspricht in etwa zwei Teelöffeln voll Kürbiskernöl. Die Kürbiskerne oder das Kernöl können Sie in die von Ihnen zubereiteten Gerichte mit hineingeben oder Sie greifen auf das äußerst unkomplizierte, im Folgenden angeführte Möhrenrezept zurück.

Im Salat und in der Suppe

Kürbiskerne können, ein wenig angeröstet, als Zutat zu einem Salat oder einer Suppe verwendet werden. Rösten Sie sie nur für eine Minute in einer heißen Pfanne. Durch das Hinzufügen der Kerne schmeckt eine Kürbissuppe umso köstlicher.

Ich schlage vor, dass Kürbiskerne in der einen oder anderen Form regelmäßig auf Ihrem Speiseplan vertreten sein sollten, Sie dabei allerdings auf die tägliche Dosis achtgeben.

Stattdessen können Sie auch einen Teelöffel Kürbiskernöl in den Salat, die Suppe oder jedes andere Gemüse- oder Fleischgericht hineingeben.

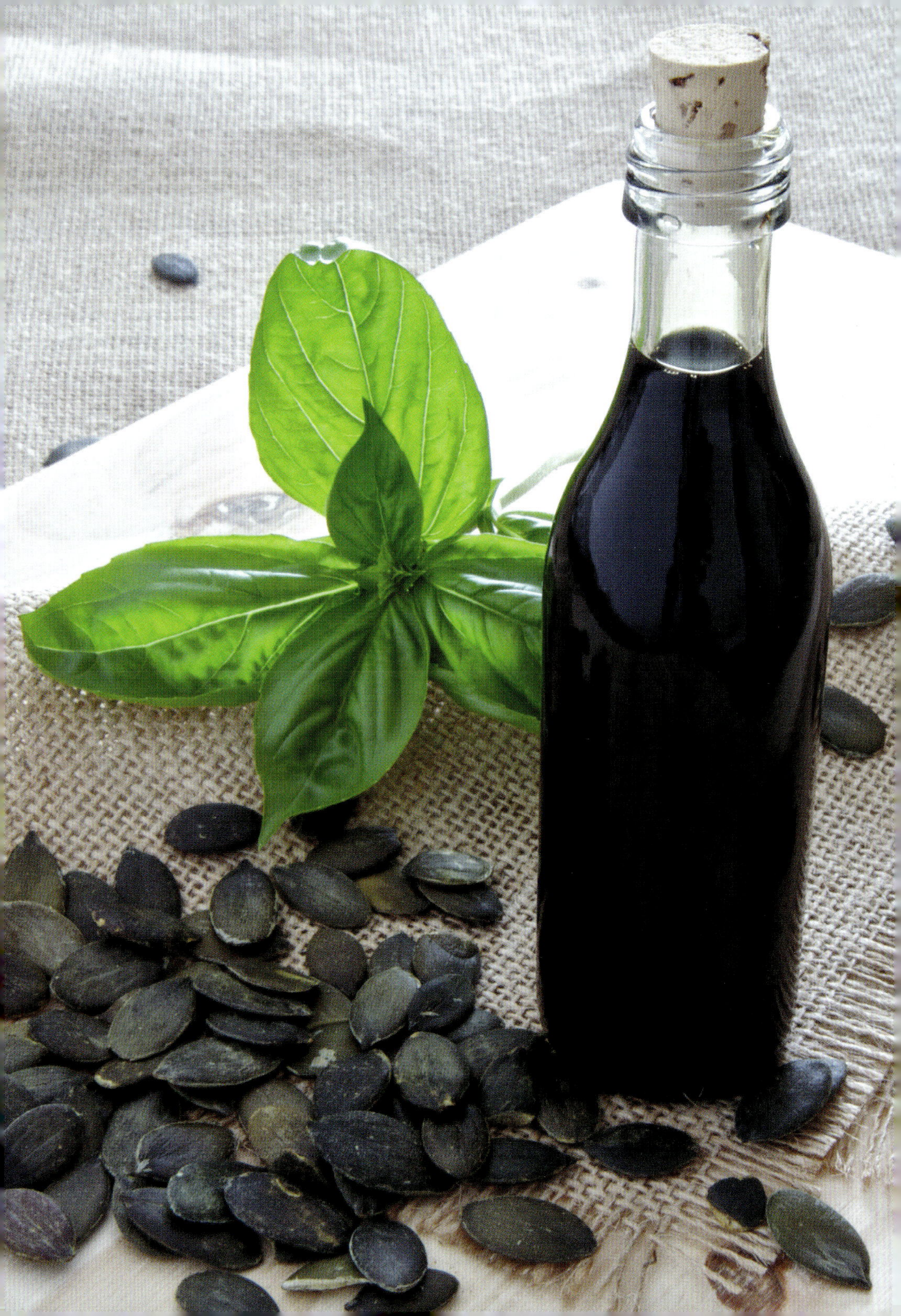

Karotten mit Kürbiskernen
Diese leicht zuzubereitende Rezeptur eignet sich fürs Frühstück oder als Vorspeise zu einem Hauptgericht.

Zutaten für eine Portion:
2–3 Karotten (etwa 300 g)
2 Teelöffel Olivenöl
2 Teelöffel Kürbiskerne (10 g)

Waschen Sie die Möhren und schneiden Sie sie in dünne runde Scheiben. Rösten Sie sie unter ständigem Ummischen in Olivenöl, bis sie etwas weicher geworden sind. Da sie dünn geschnitten sind, sollte dies etwa zehn Minuten dauern. Fügen Sie die Kürbiskerne hinzu und rösten Sie sie zusammen mit den Karotten unter ständigem Rühren für weitere zwei Minuten.
Bei diesem Gericht können Sie sich am natürlichen Geschmack der Karotten ebenso erfreuen wie an dem der Kürbiskerne.

NÜSSE

Für die Nerven und das Gehirn sind Nüsse von großem Wert. Als Kinder haben wir vor und während unserer Prüfungen regelmäßig Nüsse zu essen bekommen. Mandeln, Walnüsse, Pinienkerne, Cashewnüsse und Pistazien sind von großer Bedeutung, Erdnüsse wegen ihres sehr hohen Fettanteils lediglich in zweiter Linie. Da Nüsse ihrer Natur nach heiß sind, verwendet man sie immer nur in einer begrenzten Menge, dafür aber regelmäßig. Im Folgenden finden Sie ein Rezept für eine Zubereitung aus Nüssen, Honig und ein paar Gewürzen, die Sie zur Stärkung der Nerven und des Gehirns regelmäßig nehmen können. Einigen ayurvedischen Texten zufolge erhöht Honig den Wert von Nahrungs- und Heilmitteln um ein Mehrfaches, wenn man die Produkte in ihm »reifen« lässt. Die Zubereitung nach dem unten genannten Rezept hat nicht nur einen medizinischen Nutzen, sondern schmeckt auch köstlich.
In der modernen medizinischen Literatur ist während der letzten Jahre sehr viel davon die Rede, aus gesundheitlichen Gründen Nüsse zu essen. Zahlreiche Wissenschaftler haben die Ergebnisse ihrer Studien vorgelegt. Allerdings handelt es sich hier lediglich um Wissen, nicht um Weisheit. Im Ayurveda sind wir sehr präzise. Bei dem folgenden Rezept sehen Sie, dass die

Nussmenge je nach Sorte variiert. Die viel zitierten Walnüsse fürs Gehirn mit ihren antioxidativen Eigenschaften sollte man nur in sehr geringen Maßen essen. Walnüsse haben adstringierenden Rasa (antioxidative Wirkung), verursachen aber bei zu reichlichem Verzehr Vata- und Pitta-Unausgeglichenheit und können außerdem zu Blasenbildung in der Mundhöhle führen.

NÜSSE MIT HONIG ZUR STÄRKUNG VON GEHIRN UND NERVEN

Mandeln	200 g
Cashewnüsse	200 g
Walnüsse	100 g
Pistazien	50 g
Pinienkerne	50 g
Gewürznelken	10 g
Kardamom	10 g
Pfeffer	10 g
Fenchelsamen	25 g
Honig	1 kg

Kaufen Sie noch ungehäutete ganze Mandeln. Weichen Sie diese in heißem Wasser ein und lassen Sie sie über Nacht darin liegen. Entfernen Sie am nächsten Morgen die Haut und lassen Sie die geschälten Mandelkerne trocknen. Ermitteln Sie das richtige Gewicht der anderen Nüsse ohne Schale. Geben Sie alle fünf Nusssorten in ein Glas, das ein Fassungsvermögen von zwei Litern hat. Holen Sie die Kardamomsamen aus den Kapseln, zermahlen Sie sämtliche Gewürze zu einem Pulver und mischen Sie es unter die Nüsse. Fügen Sie zu alldem schließlich den reinen Bienenhonig (der flüssig sein sollte) hinzu und rühren Sie alles circa fünf Minuten durch. Verschließen Sie das Glas und lassen Sie die Nüsse ungefähr eine Woche lang im Honig »reifen«. Rühren Sie die Zubereitung von Zeit zu Zeit durch.

Dosierung: Ein bis zwei Esslöffel täglich, am besten auf leeren Magen vor dem Frühstück. Achten Sie darauf, alles gut durchzukauen.

Im Ayurveda werden zahlreiche das Gedächtnis fördernde Produkte beschrieben, zum Beispiel Brahmi, Aindri, Jyotishmati, Chiranji, Lavendel und dergleichen mehr. Dieses Buch will jedoch Hilfe zur Selbsthilfe geben. Für die Vorbeugung, das Ziel dieses Buches, beschränke ich mich deshalb auf

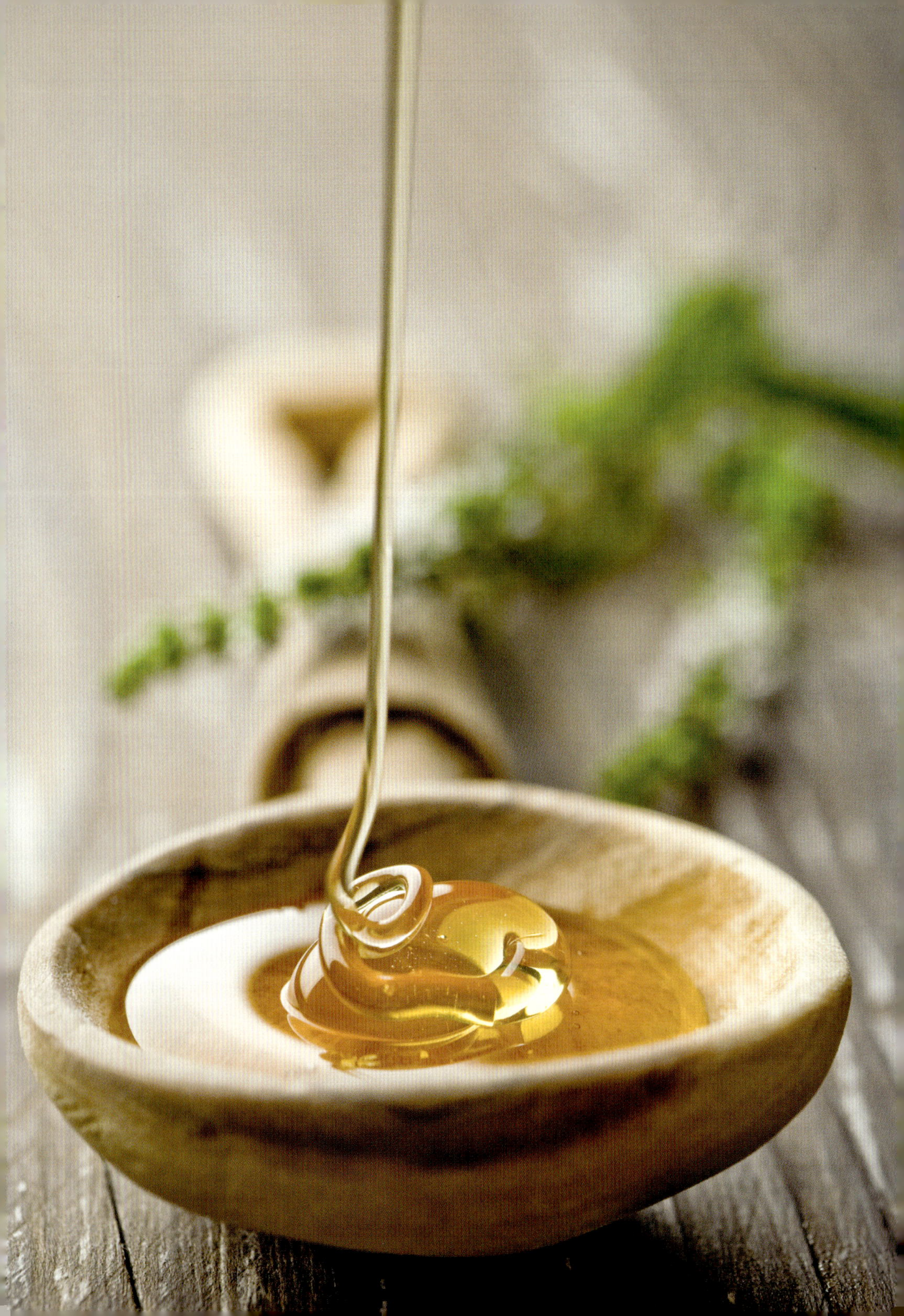

solche Produkte, die weltweit leicht erhältlich sind, und auf Rezepturen, die Sie selbst gut zubereiten können.

GEHIRNSTÄRKENDES UND GEDÄCHTNISFÖRDERNDES RASAYANA

Fenchelsamen	50 g
Koriandersamen	50 g
Süßholzwurzel	50 g
schwarzer Pfeffer	25 g
Langpfeffer	25 g
Kardamom	10 g
Rosenblütenblätter	25 g
Lavendelblüten	25 g
Granatapfelschale	25 g
Cashewnüsse	100 g
Kürbiskerne	100 g
Mandeln	100 g
Chiranji	100 g
Honig	ca. 1,5 kg

Reinigen und trocknen Sie sämtliche Zutaten und mahlen Sie sie zu einem feinen Pulver. Vermischen Sie das Pulver mit so viel Honig, dass Sie eine zähe Paste erhalten.

Dosierung: Nehmen Sie täglich einen Teelöffel davon.

STÄRKENDE WEIZENMILCH

Als Nächstes ein Rezept zur Herstellung von Weizenmilch. Diese eignet sich besonders gut, im Übermaß vorhandenen Schleim aus der Kopfregion zu entfernen. Außerdem steigert sie die Immunität und die Vitalität. Zubereitet wird sie mit keimendem Weizen, am besten dessen Urform, dem Dinkel. Die Weizenmilch dient zur Behandlung von Nebenhöhlenproblemen. Zu diesem Zweck sollte man sie unbedingt 30 Tage lang regelmäßig anwenden. Ich möchte Ihnen nahelegen, sie alle paar Monate eine Woche lang zu nehmen, um der Ansammlung von Schleim im Kopfbereich vorzubeugen und eine allgemeine Kräftigung zu erzielen. Wendet man die Weizenmilch während des jahreszeitlichen Wechsels an, hilft sie, Husten und Erkältungen zu vermeiden.

Den optimalen Regenerierungseffekt hat Getreide zu Beginn der Keimung. Der alten vedischen Weisheit zufolge kommt die ganze in einem getrockneten Getreidekorn verborgene Kraft mithilfe der fünf Elemente zum Vorschein, aus denen die Natur besteht. Aus der modernen Biologie wissen wir außerdem, dass die Enzyme und Wachstumshormone in jener Phase optimal vertreten sind. Um dieses Stadium zu erreichen, brauchen Sie den Weizen lediglich circa 24 Stunden lang in Wasser einzuweichen.

WEIZENMILCH-GETRÄNK

Rezept für eine Person

Schritt 1: Vorbereitung der Weizenmilch
Verwenden Sie nach Möglichkeit kleinkörnigen Weizen der besten Qualität aus organischem Anbau (Rezept für 100 g). Solch ein kleinkörniger Weizen, das ursprüngliche Weizenkorn, heißt in Deutschland *Dinkel*. Überprüfen Sie das Abfüll- beziehungsweise das Mindesthaltbarkeitsdatum auf der Packung, um sich zu vergewissern, dass die Körner nicht alt sind. Ansonsten werden sie nämlich nicht keimen. Waschen Sie den Dinkel und weichen Sie ihn in heißem Wasser ein. Die Füllhöhe des Wassers sollte der doppelten Dinkelfüllhöhe entsprechen. Decken Sie alles mit einem dünnen Baumwolltuch ab. Sie werden sehen, dass der Dinkel das ganze Wasser aufsaugt. Falls Sie nach ein paar Stunden feststellen, dass er zusätzliches Wasser benötigt, da er trocken zu werden beginnt, fügen Sie ein wenig mehr heißes Wasser hinzu, um ihn feucht zu halten. Ungefähr nach 24 Stunden können Sie diesen Dinkel in einem Mixer zermahlen. Dazu müssen Sie unter Umständen noch etwas Wasser hinzugeben. Passieren Sie diese Mixtur durch ein feinmaschiges großes Sieb. Bewegen Sie die Mixtur mit der Hand oder einem Löffel im Sieb hin und her, um möglichst die ganze Weizenmilch zu extrahieren.

Schritt 2: Zubereitung des Weizenmilch-Getränks

Kuhmilch	100 ml
Ghee	1 Teelöffel
Mandeln (gehackt)	1 Esslöffel
Safran	1 Prise
Kandiszucker	2 Teelöffel oder nach Geschmack

Kochen Sie die im ersten Schritt erhaltene Weizenmilch mit dem Ghee unter ständigem Umrühren etwa fünf Minuten lang. Fügen Sie in dieser Zeit nach und nach die Kuhmilch hinzu. Falls Sie nicht unablässig weiterrühren, kocht die Weizenmilch schnell über. Nachdem sie zu kochen begonnen hat, sollte sie noch ungefähr fünf Minuten lang weitersieden. Fügen Sie nun die restlichen Zutaten hinzu und kochen Sie alles für eine weitere Minute. Dabei entsteht so etwas wie eine dicke Suppe.

Anwendung: Dieses Weizenmilch-Getränk können Sie zum Frühstück genießen oder nach einem leichten Abendessen als Dessert. Zur Behandlung einer Nebenhöhlenentzündung müssen Sie es allerdings vor dem Zubettgehen trinken und sich dann warm einpacken. Führen Sie die Behandlung über einen Zeitraum von 30 Tagen fort.

EIN RASAYANA ZUR STÄRKUNG DES OJAS

Dieses Rasayana können Sie täglich verwenden, um Ihre körperlichen und geistigen Fähigkeiten zu verbessern und Ihr Ojas (die Immun- und Vitalkräfte) zu steigern.

RASAYANA

Ajwain	50 g
Basilikum (Tulsi-Blätter)	25 g
großer Kardamom	25 g
schwarzer Pfeffer	50 g
Zimt	25 g
Gewürznelken	25 g
Koriandersamen	50 g
Kreuzkümmel (Cumin)	50 g
Dillsamen	25 g
getrockneter Ingwer	50 g
Fenchelsamen	50 g
Bockshornkleesamen	25 g
Süßholzwurzel	50 g
Langpfeffer	50 g
kleiner Kardamom	25 g
Trifala[2]	100 g
Honig	

Reinigen und trocknen Sie die Zutaten. Holen Sie die Kardamomsamen aus den Kapseln heraus. Zermahlen Sie alles mit einer Kaffee- oder Gewürzmühle. Großteilige Substanzen wie Süßholz oder getrockneter Ingwer sollten zunächst einmal in einem Stein- oder Eisenmörser zerkleinert werden, damit sie das Mahlwerk der Mühle nicht beschädigen oder zerstören. Passieren Sie das Pulver durch ein feines Sieb. Zermahlen Sie die gröberen Stücke dann ein zweites Mal. Passieren Sie das Mahlgut anschließend erneut durch das Sieb und werfen Sie die ausgesiebten Reste nun fort. Mischen Sie das Pulver mit Honig und rühren Sie die Masse gut durch. Im Vergleich zu dem Volumen des Gewürzpulvers werden Sie normalerweise ein dreimal so großes Volumen an Honig benötigen. Das Pulver saugt den Honig auf, sodass daraus eine dicke Masse wird.

Dosierung: Nehmen Sie je nach Körpergewicht täglich 1–1½ Teelöffel davon ein.

Anmerkung: Sollten Sie die eine oder andere Zutat nicht bekommen, lassen Sie sie einfach weg. Ihr Rasayana wird dennoch wirksam sein.

EIN VATA-AUSGLEICHENDER UND NERVENSTÄRKENDER TEE

schwarzer Pfeffer	25 g
Kardamom	25 g
Koriandersamen	25 g
getrocknete Basilikumblätter	25 g
Fenchelsamen	50 g
Süßholzwurzel	50 g
Langpfeffer	25 g

Reinigen, trocknen und mahlen Sie die Zutaten wie zuvor beschrieben. Bewahren Sie das Pulver in einer Glasflasche auf. Geben Sie einen Teelöffel davon in 250 ml Wasser und bringen Sie das Wasser zum Kochen. Lassen Sie es ungefähr zwei Minuten lang köcheln. Gießen Sie anschließend den Tee durch ein Sieb.

Anwendung: Trinken Sie den Tee eine Stunde nach dem Abendessen oder im Lauf des Nachmittags (ein bis zwei Tassen pro Tag).

EINE OJAS-STÄRKENDE GEWÜRZMISCHUNG

Wer von Ihnen mit Ayurveda vertraut ist, kann mein Buch *Die Lebensküche*[3] zurate ziehen. Dort finden Sie für unterschiedliche Rezepte geeignete Gewürzmischungen in großer Zahl. Diejenigen Leser/innen, die das vorliegende Buch verwenden wollen, ohne sich mit den komplexeren Aspekten der ayurvedischen Kochkunst zu befassen, können die folgende Ojas-stärkende Gewürzmischung in diversen Suppen und sonstigen Gerichten verwenden. Abgesehen von dieser Gewürzmischung sollten Sie außerdem die in Ihrer Region saisonal frisch erhältlichen Kräuter in Suppen und Salate geben.

GEWÜRZMISCHUNG

Ajwain oder Thymian	50 g
schwarzer Pfeffer	25 g
Kardamom	25 g
Zimt	25 g
Gewürznelke	25 g
Kreuzkümmel	100 g
Dillsaat	50 g
getrockneter Ingwer	50 g
getrocknete Minzblätter	50 g
Fenchelsamen	50 g
Koriandersamen	50 g
Langpfeffer	25 g

Reinigen und trocknen Sie die Zutaten und holen Sie die Kardamomsamen aus den Hülsen. Vermahlen Sie alles miteinander und sieben Sie das Mahlgut durch, um feines Pulver zu erhalten. Mahlen Sie den im Sieb verbliebenen Rückstand erneut, um auch diese Bestandteile zu pulverisieren. Bewahren Sie die Gewürzmischung in einer Glasflasche auf.

Dosierung: Verwenden Sie täglich einen bis zwei Teelöffel dieses Gewürzes für verschiedene Speisen wie Suppen, Gemüse oder Fleisch. Fügen Sie die Gewürzmischung *während* des Kochens hinzu, nicht danach.

NACHWORT

Ayurvedische Präventivmedizin erfordert viele persönliche Anstrengungen. Solange wir nicht krank sind, ist das betreffende Leiden lediglich eine für die meisten Menschen abstrakt anmutende Vorstellung. In diesem Zusammenhang habe ich höchst unterschiedliche Reaktionen beobachtet. Manche Menschen fühlen sich nicht inspiriert, etwas zu unternehmen, da sie sich nicht mit einem Problem abgeben wollen, von dem weit und breit noch nichts zu sehen ist. Andere haben unbesonnene Vorstellungen wie zum Beispiel diejenige, dass sie niemals erkranken werden. Ganz im Gegensatz dazu gibt es wieder andere, die vor allen erdenklichen Erkrankungen Angst haben und mit der Sorge leben, *sie* werde es als Erste treffen, wenn sie etwas über ein Leiden oder eine Erkrankung mit weiter Verbreitung hören. Sie verwenden alle möglichen exklusiven und kostspieligen Produkte, wenn sie in den Massenmedien etwas darüber lesen oder hören, ohne wissenschaftlich fundierte und genaue Informationen über diese Produkte zu haben. Letzten Endes richtet ihr obsessives, von Angst geprägtes Verhältnis zum Thema Gesundheit eher Schaden an, als Nutzen zu bringen.

Ich empfehle Ihnen, den Mittelweg zu wählen. Befolgen Sie einfach die in diesem Buch vorgeschlagenen Präventivmaßnahmen, um eine höhere Lebensqualität zu erreichen und sich zu stärken, damit Sie mehr vom Leben haben – und dies für eine längere Zeitspanne. Zwar ist dieses Buch mit der Intention geschrieben worden, einer im Allgemeinen altersbezogenen Erkrankung vorzubeugen. Aber wenn Sie sich etwas Gutes tun, sehen Sie sogleich, wie sich dies in einer Verbesserung Ihrer Lebensqualität auswirkt.

Das ist der eigentliche Kernpunkt der Präventivmedizin im Ayurveda. Wir sollten das Abwehrsystem des Körpers so gut in Schuss, unsere Vitalität so hoch und den Geist so rein halten, dass der Feind des Lebens (Unwohlsein, Leiden und Erkrankungen) ganz von allein in die Knie geht.

Innerhalb dieses gesamten Präventionssystems kommt dem Geist große Bedeutung zu. Yoga genießt weltweit große Popularität, unglücklicherweise wird es jedoch meist auf bloße Gesundheitsübungen reduziert. In Wirklichkeit ist Yoga die Wissenschaft von den Sinnen, dem Geist und der Seele.

Ich hoffe, dieses Buch wird Sie dazu inspirieren, mit verschiedenen yogischen Methoden mehr an sich zu arbeiten und Ihr inneres Dasein aufblühen zu lassen.

Seien Sie guten Mutes und lassen Sie nicht nach in Ihren Bemühungen. Die Zeit, die Sie sich für sich selbst nehmen, ist klug investierte Zeit. Auf lange Sicht wird sich das in vielerlei Hinsicht bezahlt machen.

Lassen Sie uns einander die Hände reichen, um aus dieser Welt einen von Krankheit freien Ort zu machen, an dem es sich angenehm leben lässt!

OM SHANTI

DANK

Überaus dankbar bin ich Professor Dharmanand Sharma für die inspirierenden Gespräche, die wir von einem philosophischen Standpunkt aus zum Thema Demenz miteinander geführt haben. Uns beide bewegt das Thema in besonderer Weise, da wir einen Professorenkollegen und Freund haben, der an Demenz leidet.

Die Idee, dieses Buch zu schreiben, wurde in Deutschland geboren, als ich im Oktober 2011 in München einen Vortrag hielt. Dort war auch meine geschätzte deutsche Lektorin Sabine Jaenicke zugegen. In dem Vortrag ging es um durch unsere Lebensweise hervorgerufene Erkrankungen und deren Vorbeugung mithilfe von Ayurveda. Eine Dame aus dem Publikum stellte mir eine speziell auf die Prävention von Demenz bezogene Frage. Als Antwort habe ich ihr sogleich die zu Demenz führenden Risikofaktoren aufgezählt und erklärt, was man tun kann, um diesen Faktoren entgegenzuwirken. Unmittelbar im Anschluss an den Vortrag bat Sabine mich, dieses Buch zu schreiben. Wenige Wochen zuvor hatte mich in Dresden Brigitte Keil darauf angesprochen, ob ich bereit sei, auf Einladung der Sächsischen Landesapothekerkammer bei einem eintägigen Seminar im Mai 2012 einen Vortrag über Demenz zu halten. Dergestalt hat dieses dringend benötigte Buch also Form angenommen, und ich danke allen drei Frauen, die mir die Anregungen dazu gaben, mich baldmöglichst mit diesem für das öffentliche Bewusstsein und die Volksgesundheit so wichtigen Thema zu befassen.

Mein Dank gilt auch Eckhard und Andie Biermann in Freiburg für das Zuhause, das sie mir in Deutschland geben, und ihre Unterstützung meiner Forschung.

DIE AUTORIN

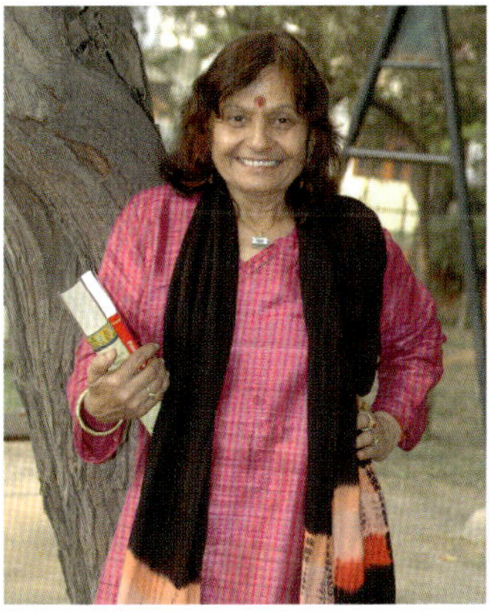

Dr. Dr. Vinod Verma arbeitete, nach zwei Promotionen in Paris und Indien, intensiv in der Forschung am Bethesda National Institute of Health (USA) und am Max-Planck-Institut in Freiburg. Auf dem Höhepunkt ihrer Karriere in der medizinischen Forschung erkannte sie, dass dort die gesamten Bemühungen und Ressourcen auf der Behandlung von Krankheiten anstatt auf der Erhaltung der Gesundheit liegen. Sie ging zurück nach Indien, verlegte all ihre Forschung in den Bereich Ayurveda und gründete 1986 die New Way Health Organisation (NOW), um viele Menschen mit Maßnahmen zur Gesundheitsvorsorge sowie mit ganzheitlichen Heilmethoden zur Selbstbehandlung vertraut zu machen. Sie ist ebenso Gründerin und Vorsitzende der Ayurveda Health Organisation, einer karitativen Stiftung, die in den ländlichen Gebieten Indiens ayurvedische Heilmittel verteilt. Außerdem bildet sie Ayurveda-Therpeuten aus und hält regelmäßig Vorträge und Workshops in Deutschland, Österreich und der Schweiz. Ihre zahlreichen Bücher wurden in vielen Sprachen übersetzt.

Weitere Informationen zur Autorin, ihren Büchern und ihren weltweit stattfindenden Seminaren finden Sie unter http://www.ayurvedavv.com

ANMERKUNGEN

1. Demenz und ihre Ursachen aus Sicht der modernen Naturwissenschaft und Medizin

1 Dies sind von der Universität Rostock angeführte Daten, die auf den von Uta Ziegler für ihre Doktorarbeit erhobenen statistischen Werten beruhen.

2 Uta Ziegler: *Dementia in Germany. Past Trends and Future Developments.* Südwestdeutscher Verlag für Hochschulschriften, Saarbrücken 2011.

3 http://www.ncbi.nlm.nih.gov/pmc/articles/PMC2850264/

2. Demenz in ganzheitlicher Betrachtung

1 Im Ayurveda *Snehan* genannt; sie beinhaltet, den Körper mit Ölen zu sättigen, um die Vata-Ausgeglichenheit zu fördern und die Nerven zu beruhigen.

2 Wie Sie die fünf Reinigungspraktiken mit einfachen Mitteln zu Hause selbst vornehmen können, erläutere ich in meinem Buch *Das Ayurveda-Programm für jeden Tag*, nymphenburger, München 2002.

3 Weitere Einzelheiten zu diesem Thema finden Sie in meinem Buch *Gesundheit durch Yoga und Ayurveda – Patanjalis Yoga-Sutras und ihre Anwendung auf Ayurveda*, Urania, Neuhausen am Rheinfall 1998.

4 http://www.nlm.nih.gov/medlineplus/encyclopedia.html

5 Ely, E. W., Shintani, A., Truman, B., et al. (2004): »Delirium as a predictor of mortality in mechanically ventilated patients in the intensive care unit«. *JAMA* 291 (14), 1753–62. doi: 10.1001/jama.291.14.1753. PMID 15082703.

3. Entscheidende Risikofaktoren, die zu Demenz führen

1 Charaka Samhita, *Sutrasthana*, 1, 54–55.

2 Weitere Einzelheiten zum Thema »System und Untersysteme« finden Sie im Anhang meines Buches *Ayurveda: Der Weg des gesunden Lebens.* Neueste Ausgabe: *Ayurveda. A Way of Life.* Gayatri Books International, New Delhi 2008.

4. Den Risikofaktoren vorbeugen

1 Von diesen Übungen, die ich bereits seit meiner Studienzeit in den Achtzigerjahren unterrichtet habe, konnten mittlerweile Millionen von Menschen in aller Welt profitieren. Auch in meinem ersten Yoga-Buch von 1988 werden sie beschrieben. Neueste Ausgabe: *Yoga. A Natural Way of Being*. Gayatri Books International, New Delhi 2006.

2 Drei Hauptkanäle gibt es in unserem Körper: den Zentralkanal unmittelbar im Bereich der Wirbelsäule, ferner je einen zur Linken und zur Rechten der Wirbelsäule verlaufenden Kanal. An sieben verschiedenen Stellen sind diese Kanäle miteinander verflochten und kreuzen einander. Dort befindet sich je eines der sieben wichtigsten Energiezentren, der Chakras, des subtilen Körpers, des Energiekörpers. Weitere Einzelheiten dazu entnehmen Sie bitte meinem Buch *Natürlich leben mit Yoga*, a. a. O.

3 Bei der ersten Passage dieses Abschnitts handelt es sich um ein Zitat aus meinem Buch *Ayurveda – Der Weg des gesunden Lebens*, a. a. O., Kapitel 9.

4 Weitere Informationen zu diesem Thema und der ayurvedischen Lebensführung erhalten Sie in meinem Handbuch für praktische Anwendungen: *Das Ayurveda-Programm für jeden Tag*, a. a. O.

6. Mit yogischen Methoden gegen Senilität angehen

1 Zusätzliche Informationen dazu entnehmen Sie bitte meinem Buch *Aum – die unendliche Energie*, Sheema, Wasserburg 2008.

7. Stärke und Reinheit des Geistes als Demenz-Prävention

1 Charaka Samhita, *Vimanasthanam*, VIII, 110.

8. Vorbeugung durch Dosha-Ausgeglichenheit, Ernährung und Hausmittel

1 Einzelheiten zu diesem Thema entnehmen Sie bitte meinem Buch *Abnehmen und schlank bleiben mit Ayurveda*, nymphenburger, München 2005.

2 *Trifala* ist eine Kombination dreier Himalaya-Früchte: Amala *(Emblica officinalis)*, Harad *(Terminalia chebula)* und Baheda *(Terminalia bellirica)*. Das Fruchtmark (ohne die Samenkörner) der getrockneten Früchte wird in gleichen Anteilen zu Pulver vermahlen. Weitere Einzelheiten zu den Eigenschaften von Trifala und seiner Dosha-ausgleichenden Verwendung entnehmen Sie bitte meinem Buch *Das Ayurveda-Programm für jeden Tag*, a. a. O.

3 Dr. Vinod Verma: *Die Lebensküche. Meine besten Ayurveda-Rezepte*, Mary Hahn, München 2002.

nymphenburger**kompetent**

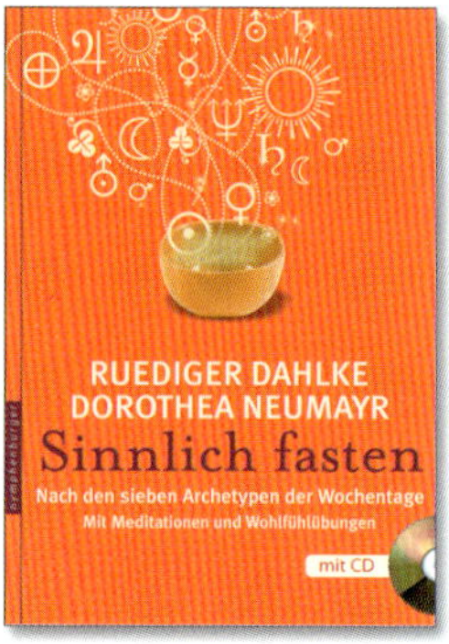

152 S., ISBN 978-3-485-01307-9

Erneuern Sie Körper und Seele! Dank Fasten hört, sieht, riecht, schmeckt und fühlt man intensiver. Die Autoren erklären, wie man das Bewusstsein für alle Sinne schult und eine klare Vision des eigenen Lebens findet.

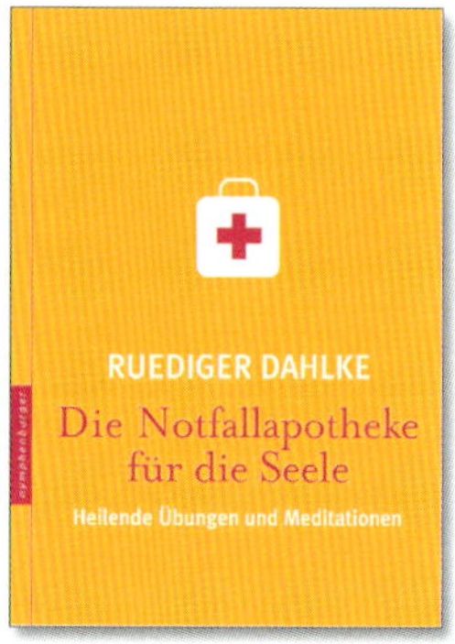

128 S., ISBN 978-3-485-01120-4

Die Botschaften der Seele verstehen: Ruediger Dahlke zeigt, wie jeder konkret etwas für sich tun kann, wenn Angst, Stress, Burn-out, Trauer, Wut oder Enttäuschung das Leben beeinträchtigen. Die Übungen verhelfen zu mehr Vertrauen und Lebensfreude.

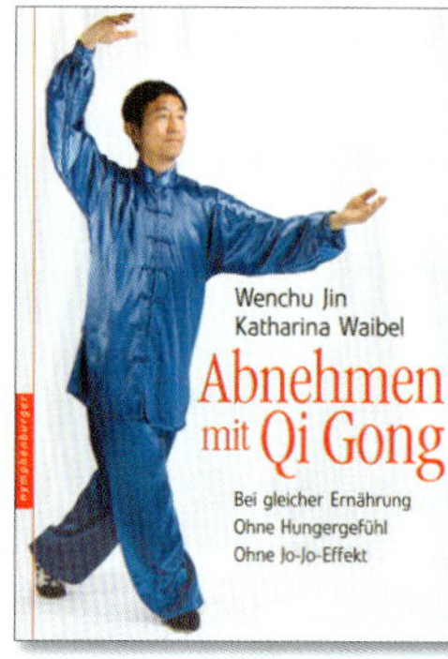

112 S., ISBN 978-3-485-01088-7

Meister Jins Spezialprogramm: in zehn Wochen fünf bis sieben Kilo abnehmen! Mit den einfachen Übungen aus dem medizinischen Qi-Gong steigern Sie Ihr Wohlbefinden, harmonisieren Ihre Energien und stärken Ihre Selbstheilungskräfte.

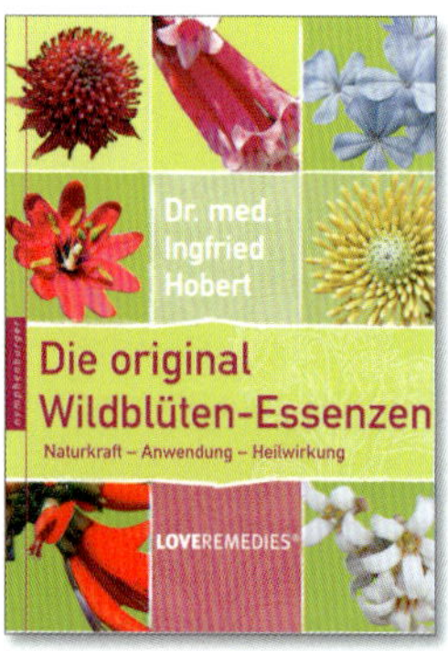

160 S., ISBN 978-3-485-01361-1

Die neue Generation von Blütenessenzen: Jede der Wildblüten steht mit unseren tiefsten Ebenen in Resonanz und wirkt ausgleichend auf Geist und Emotionen. Wir finden zur Akzeptanz dessen, was ist, und stärken uns für notwendige Veränderungen.

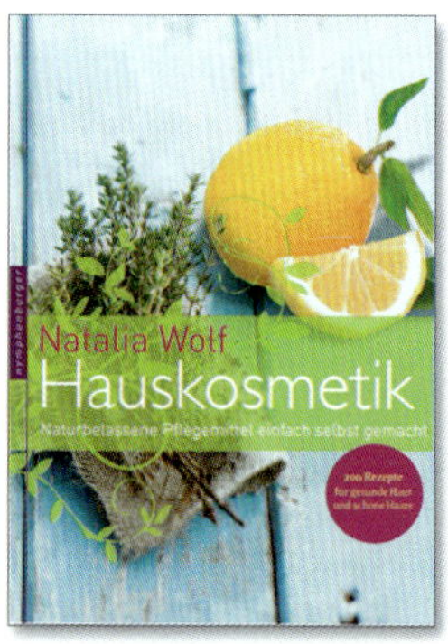

152 S., ISBN 978-3-485-01377-2

Schönheit aus der Natur: Mit minimalem Aufwand gelingt es, naturbelassene Kosmetik aus Zutaten wie Honig, Tomaten, Quark oder Kartoffeln, selbst zuzubereiten. Mit 200 Rezepten, die für einen schönen Teint, glänzende Haare und strahlende Augen sorgen.

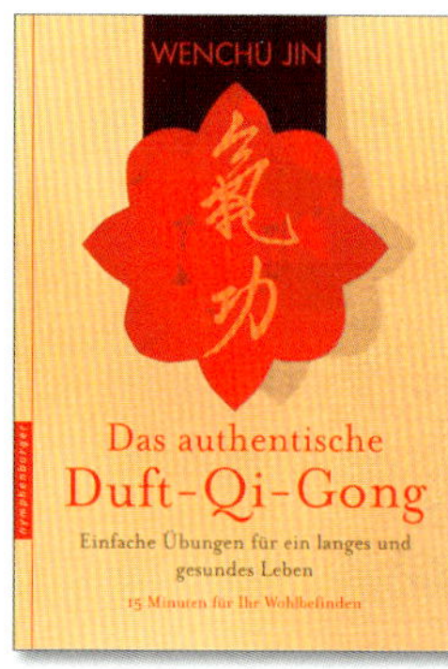

112 S., ISBN 978-3-485-01360-4

Durch die Übungen des Duft-Qi-Gong wird der Körper entgiftet, und kann wieder frische Lebensenergie aufnehmen. Ein Teil des Programms kann im Sitzen ausgeführt werden und ist somit auch für ältere Menschen geeignet.

www.nymphenburger-verlag.de

Ratgeber aus der Praxis für die Praxis

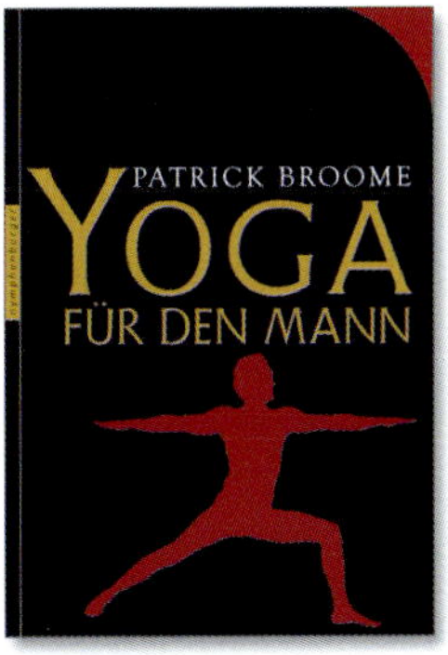

128 S., 978-3-485-01165-5

Patrick Broome, Yoga-Lehrer der Deutschen Fußball-Nationalmannschaft, zeigt Schritt für Schritt komplexe Bewegungsserien, die an die Bedürfnisse des männlichen Körpers angepasst sind. Sie sorgen für innere Stärke und verleihen Balance und Gelassenheit.

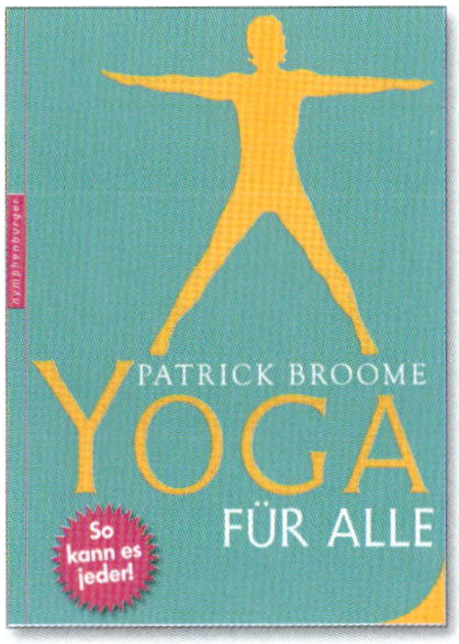

144 S., ISBN 978-3-485-01386-4

Yoga kann jeder! In jedem Alter. Patrick Broome zeigt kraftvolle Yoga-Sequenzen, mit denen die Harmonie im Körper wieder hergestellt wird. Dabei kann jeder sich sein persönliches Übungsprogramm selbst zusammenstellen.

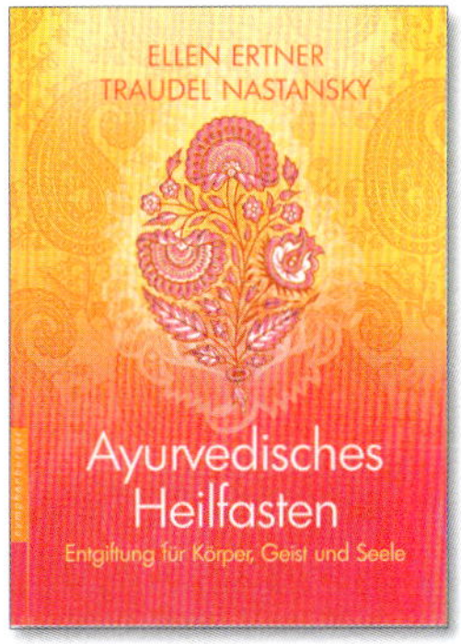

136 S., ISBN 978-3-485-01342-0

Fasten bedeutet im Ayurveda eine gezielte Anregung der Verdauung zur Entgiftung des Körpers. Das sanfte und dennoch effektive Programm ist alltagsbegleitend konzipiert und wurde mit Ayurveda- Ärzten auf Sri Lanka entwickelt.

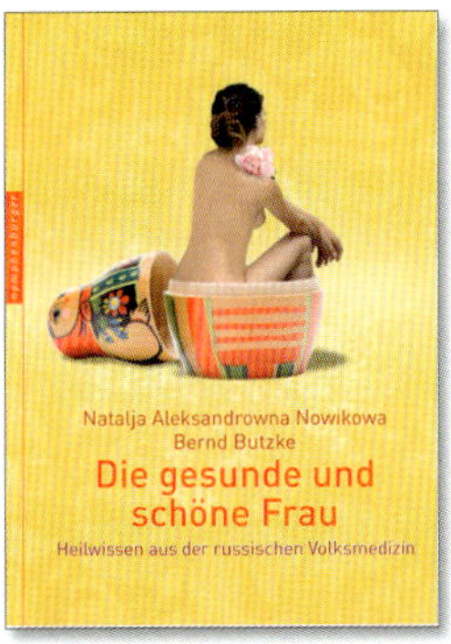

224 S., ISBN 978-3-485-01390-1

Selbsttherapie für gesundheitsbewusste Frauen. Die russische Volksmedizin hält bewährte, einfache Heilmittel für typische »Frauenbeschwerden« bereit. Babuschkas Naturapotheke wird mit Ernährungsempfehlungen und Tipps für die Schönheitspflege ergänzt.

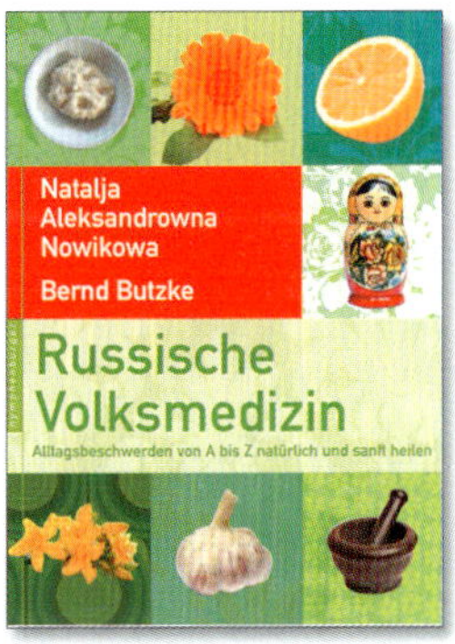

160 S., ISBN 978-3-485-01333-8

Sanfte Hilfe aus der Natur: Aus natürlichen Zutaten, die in jedem Haushalt zu finden sind, lassen sich Aufguss, Wickel, Tee oder Salbe herstellen. Im Buch werden die häufigsten Alltagsbeschwerden von A bis Z erklärt und einfach anwendbare Rezepte empfohlen.

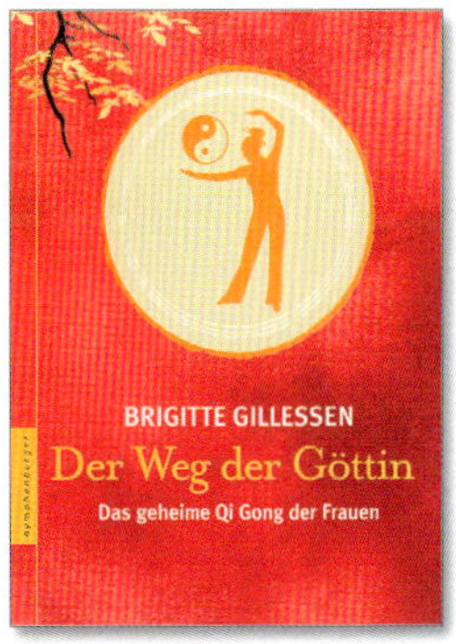

112 S., ISBN 978-3-485-01121-1

Die weibliche Energie stärken! Die Qi-Gong-Meisterin Brigitte Gillessen stellt Übungen aus einer traditionellen Qi-Gong-Form für Frauen vor. Sie führen zu neuem Bewusstsein, fördern die Gesundheit und lehren Frauen, sich selbst zu finden.

www.nymphenburger-verlag.de